中国国际太极·瑜伽大会推荐瑜伽练习指导书

天天瑜伽
减压排毒

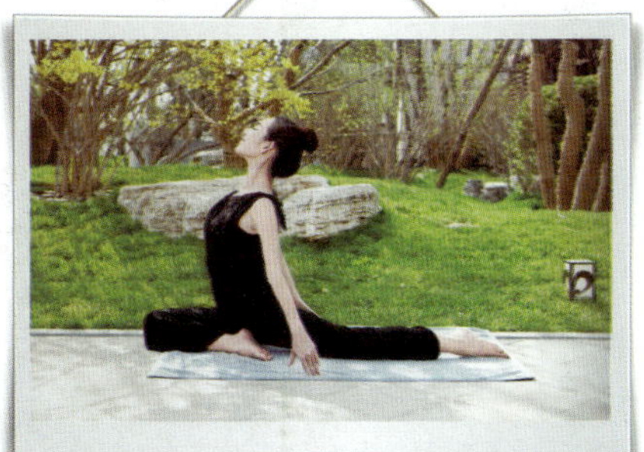

林晓海　编著

青岛出版社
QINGDAO PUBLISHING HOUSE

图书在版编目（CIP）数据

天天瑜伽. 减压排毒 / 林晓海编著. -- 青岛：青岛出版社, 2017.1

ISBN 978-7-5552-4953-5

Ⅰ. ①天… Ⅱ. ①林… Ⅲ. ①瑜伽—毒物-排泄—基本知识②瑜伽—美容—基本知识

Ⅳ. ①R793.51

中国版本图书馆CIP数据核字(2016)第286195号

书　　名　天天瑜伽. 减压排毒
编　　著　林晓海
出版发行　青岛出版社
社　　址　青岛市海尔路182号（266061）
本社网址　http://www.qdpub.com
邮购电话　13335059110　0532-68068026
策划组稿　刘海波　周鸿媛
责任编辑　曲　静
特约编辑　孔晓南
设计制作　美型社图书工作室
摄　　影　美型社
制　　版　青岛艺鑫制版印刷有限公司
印　　刷　青岛嘉宝印刷包装有限公司
出版日期　2017年3月第1版　2017年3月第1次印刷
开　　本　16开（710毫米×1000毫米）
印　　张　10
字　　数　100千
图　　数　520幅
印　　数　1-7000
书　　号　ISBN 978-7-5552-4953-5
定　　价　32.80 元（配光盘）

编校质量、盗版监督服务电话　4006532017　0532-68068638
建议陈列类别：大众健康类　体育健身类

YOGA

编者序

瑜伽在现代中国的发展，应该说是在千禧年之后才正式开始。“非典”这一特殊的时期，成为中国瑜伽行业发展的第一个高峰期，也使瑜伽在全世界的发展达到高峰。学习运动康复医学的我，很早就接触了瑜伽，并于 2000 年筹建了中国第一家专业瑜伽机构。据推测，如今在中国习练瑜伽的人群超过千万，常年坚持习练的人员达上百万，瑜伽从业者的数量则超过 10 万。为了帮助更多的瑜伽爱好者科学、合理、有效地习练瑜伽，少走弯路，我们特意出版了本套丛书。

瑜伽具有五千多年的历史。按照印度人的说法，瑜伽揭示的是宇宙的奥秘，能帮助我们认知生命的本源。这样的说法是属于哲学层面的，对于大多数读者来讲是难于立刻理解的。经典的瑜伽训练包含八个步骤：禁制、遵行、体位、调息、制感、执持、冥想、三摩地。如今瑜伽正在散发着全新的魅力，它是现代人可以选择的一种能真正获得身心健康的健身方式。那些坚持瑜伽习练几年，哪怕只有几个月的人，无论是身材、容貌、气质，还是言谈举止，甚至是性格、生活方式都发生了很大的变化。这也正是瑜伽的魅力所在。本次出版的这套瑜伽丛书，包含《天天瑜伽：塑形美体》《天天瑜伽：减脂瘦身》《天天瑜伽：气血养颜》《天天瑜伽：养生祛病》《天天瑜伽：减压排毒》《天天瑜伽：气质修炼》6 册。这套丛书按瑜伽功效进行分类，希望能够有重点地帮助都市人解决常见问题，借助瑜伽体位训练、呼吸引导、冥想放松的方式，带给大家一个全新的自我。

为了满足人们自我学习的需求，本套丛书动作设计由易到难，而且配有由全国瑜伽大赛冠军演示的标准动作教学视频，让读者在家就可以找到上了一节专业瑜伽课的感觉。由于瑜伽习练存在个体差异，不同人群习练的感受可能并不完全相同，对于想进一步学习专业瑜伽的人，我们建议选择有资质认证的专业老师进行面对面地学习。

最后，用十六个字与大家分享我近二十年瑜伽习练的心得，希望对大家的瑜伽学习有所增益：“静觉心灵，瑜伽愉悦，一呼一吸，超绝超然！”

林晓海

2016 年 9 月

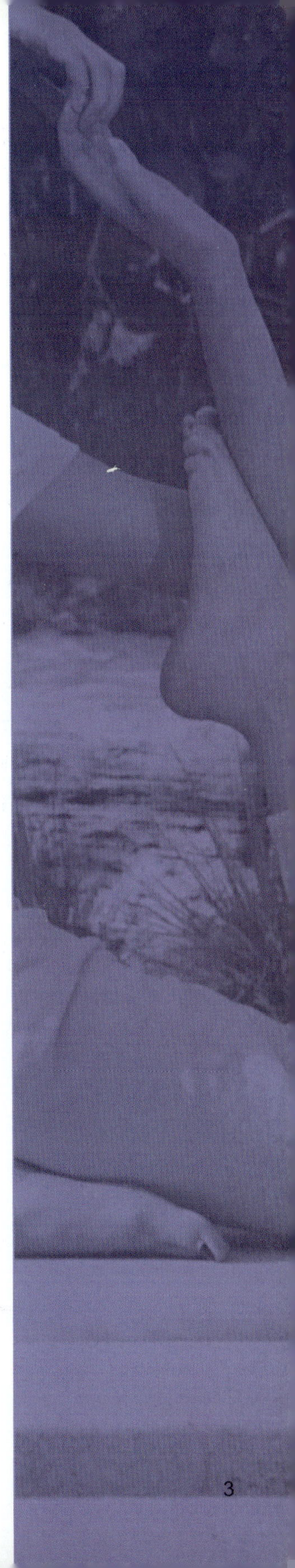

目录

CONTENTS

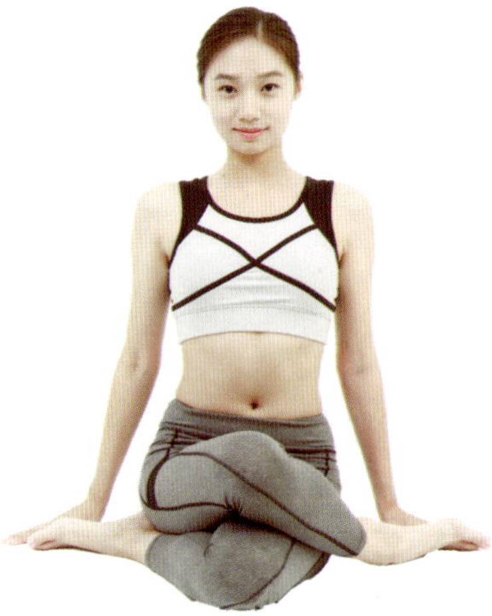

第一章 1 用瑜伽净化身心

第二章 2 瑜伽基本功

第三章 3 瑜伽体式练习技巧

第四章
4

脏腑排毒瑜伽

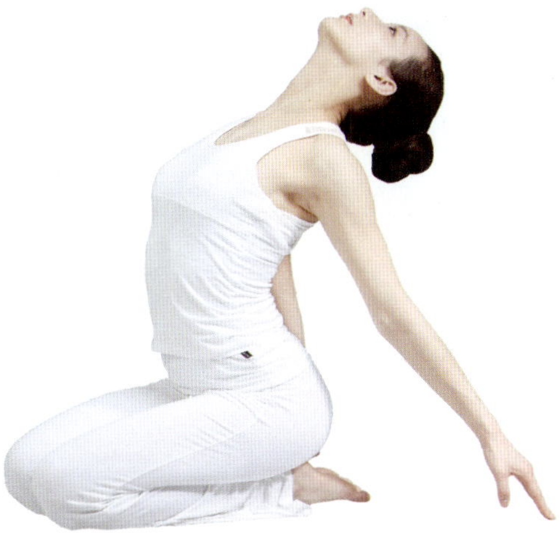

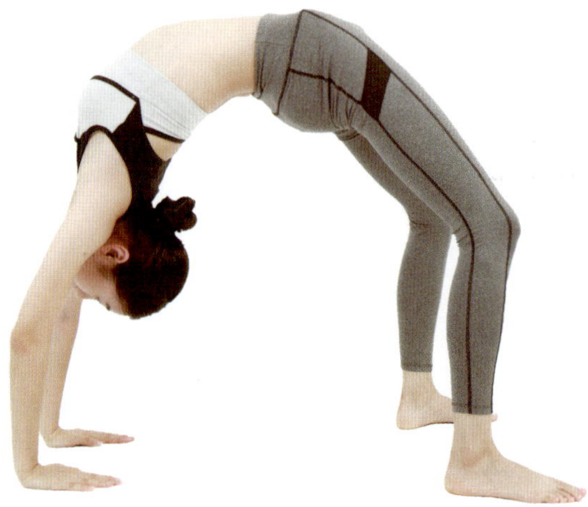

第五章

5

治愈系减压瑜伽

第六章
6

排毒减压就练热瑜伽

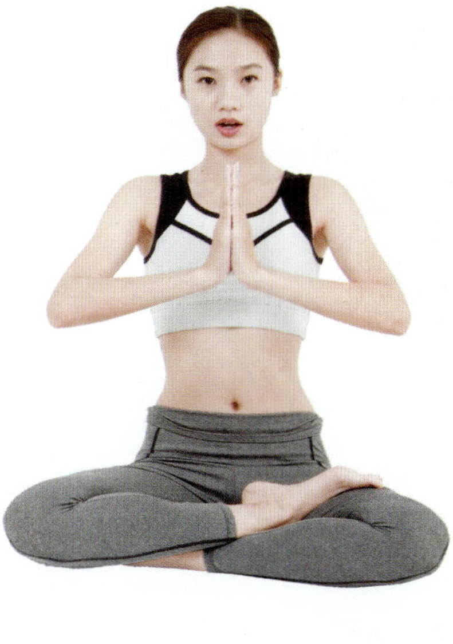

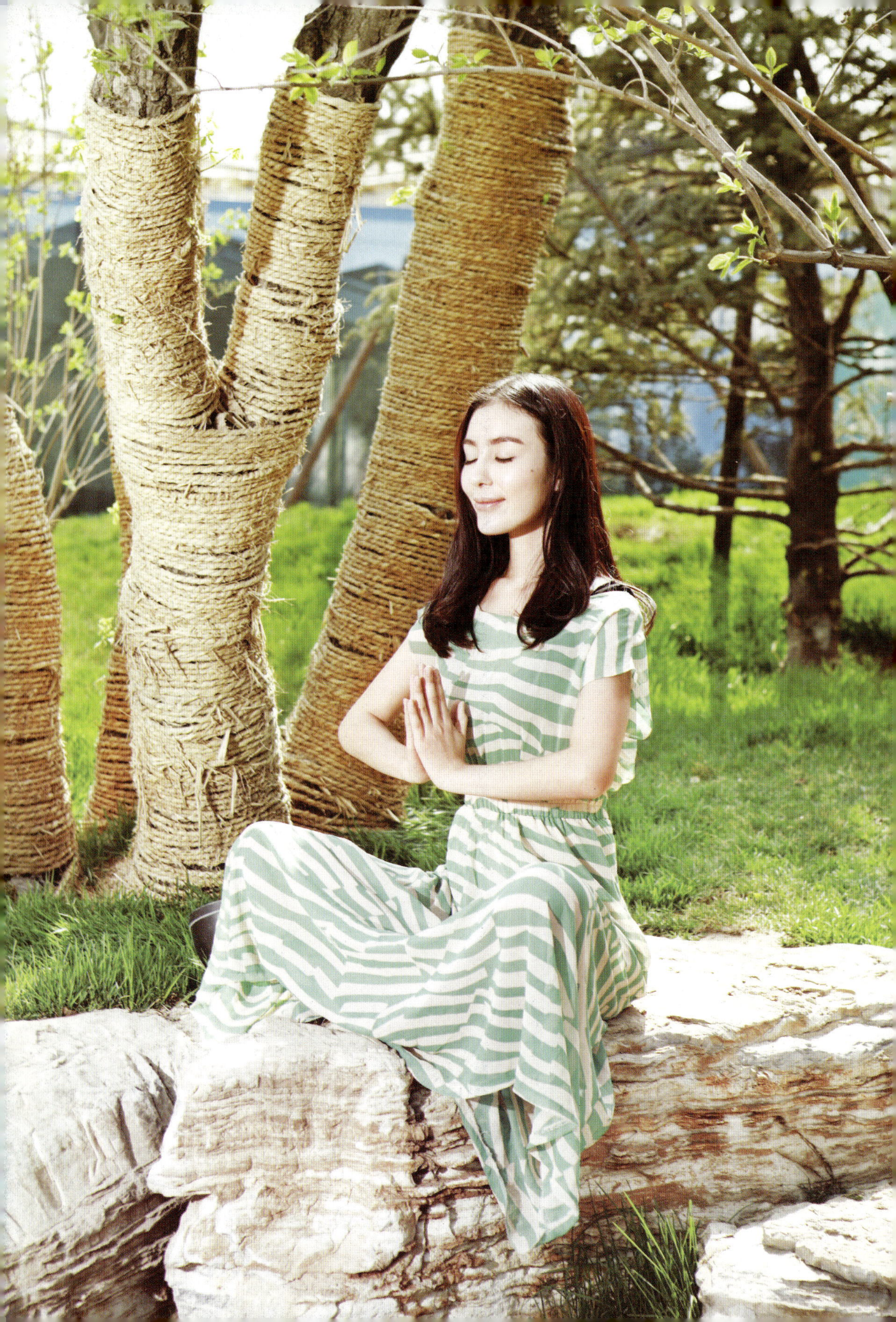

第一章

排毒减压的最佳方式

用瑜伽净化身心

瑜伽可以帮助身体找回平衡，促进身体的新陈代谢和激素分泌，通过协调而柔和的伸展使身体更灵活，使情绪更放松。

坚持练习瑜伽后肌肉会变得强健，错位的脏器和骨头会恢复原位。同时，瑜伽的腹式呼吸可以有效刺激淋巴系统，增强身体免疫机能与抵抗力，有助于排出毒素。

第一节

瑜伽是一种自然的减压排毒方式

净化身心的“清洁高手”

瑜伽理论认为引发疾病、衰老的主要原因是身体“中毒”，即身体循环不畅通，毒素大量积聚无法排出体外所致。通过练习瑜伽呼吸与各种体式，可以加强体内新陈代谢，及时排出毒素和废物，而且体内不会积存过多胆固醇和脂肪，血压保持正常，心脏变得更加强壮。身心畅通自然整个人会充满健康活力。

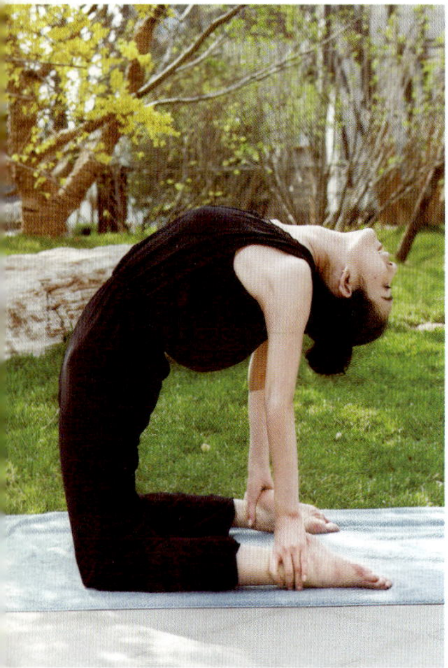

促进毒素排出

练习瑜伽呼吸法、体位法，可以有效地刺激身体各个器官、加强体内新陈代谢，强健全身肌肉筋骨，促进体内气血循环，从而使毒素顺畅地排出体外。而且练习瑜伽体式能刺激人体颈部、腋下和大腿根部的淋巴，全面唤醒和提升淋巴的排毒功效。

练习瑜伽不仅能促使体内的毒素排出体外，也使毒素不易大量堆积，使气血循环更畅通。坚持练习瑜伽，配合合理的饮食，就能逐步改善体质。

有效调节内分泌

人体主要靠体内七大腺体来获取激素。脑垂体分泌的激素可以调节内分泌，使血液循环更通畅；颈部的甲状腺和甲状旁腺主要控制身体新陈代谢；胸腺分泌的激素关系到人体的免疫功能；肾上腺能调节水盐代谢，帮助身体通过汗液、尿液排毒；胰腺能分泌有助于消化的胰岛素；性腺能分泌性激素，对女性来说，某些性腺激素还有一定的美容养颜作用。有规律地练习瑜伽可以对内分泌腺体的活动产生积极影响，从而促进体内排毒。

疏通经络

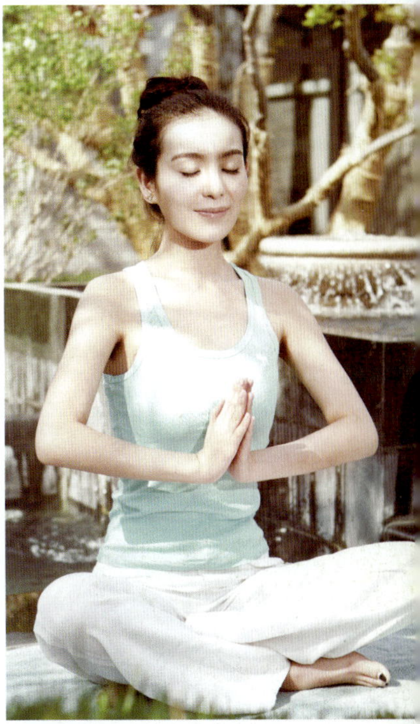

练习瑜伽体式是疏通身体经络的一种方式。通过扭转等各种动作对人体相应的经络进行挤压、按摩，并配合呼吸法调节体内的气血循环，可以起到预防疾病和改善身体不良状态的作用。中医的穴位按摩，取穴要非常准确才能起到治疗效果。而瑜伽动作可以大面积地刺激穴位所在的经络，即使穴位找不准也可以达到疏通经络的目的。

强健脊柱

瑜伽体位练习可以充分锻炼脊柱，维护中枢神经健康，并能帮助不正常的神经系统恢复正常功能，对于保持身心健康非常重要。练习瑜伽可以逐步矫正由于不良姿势等造成的脊柱变形，可以使人体的“顶梁柱”越发挺拔，同时浅睡眠、头痛或肩膀酸痛等症状会慢慢消失。

动静结合减压排毒

瑜伽体位法强调“动静结合”，配合深呼吸的节奏，围绕脊柱伸展身体完成各种姿势。瑜伽通常采用横膈膜式呼吸法，常用的是胸式呼吸法和腹式呼吸法。深沉、缓慢的呼吸，可以调节神经系统及心血管系统；瑜伽体式能按摩腹腔器官，增强内脏的自我调节能力。各脏器的功能得到加强，新陈代谢就能得以改善。此外，练习瑜伽可以很好地放松肌肉与关节，使身体和精神都获得舒适感。

平抚内心

瑜伽是舒缓身心、控制身心、调节内心平衡的运动方式。在开始练瑜伽前，在深呼吸的同时开始冥想，把精神集中到一个地方，可以使自己进入集中状态，这样练习过程中就更容易发现自己身心潜在的各种问题。通过正确控制呼吸并进行冥想和做体式动作，有助于练习者建立身体和大脑的联结，了解自己的身心，逐渐有意识、无意识地对身心运用自如，从而克服心理障碍，改善焦虑不安、消极紧张等不良情绪，获得内心的平静、健康。

第二节 四大瑜伽练习行法

呼吸、集中、调节、放松

修炼任何类型的瑜伽，要完成动作、达到预期效果，就要遵循一定的行法。要做出正确的体式动作，还要有能使心态平和的呼吸、集中、调节以及放松，四者配合才能获得最好的效果。这些行法对练习者的身体器官、神经系统健康以及心理状态都有着重要影响。

呼吸

练习者应根据不同的动作要求选择相应的瑜伽呼吸方式，正确控制呼吸以进行冥想与体位训练。正确的呼吸法可以令身体运动更舒适自如，还可促进血液循环、缓解肌肉紧张，并能进一步扩大动作的运动幅度。

准备动作 深吸气 › 实施动作 深呼气 › 核心动作 稳定规律的呼吸 › 还原动作 深吸气 › 完成动作 深呼气

集中

想要得到身心的稳定和平衡，就必须要集中。练习者可以通过一些方法来帮助自己进入集中状态，找到有助于身心修炼的意志，抛开杂念，从而更快获得瑜伽的练习效果。

- 倾听自己平稳的呼吸声，并将所有的思绪都集中在此。
- 做动作时保持头部和视线固定在一个地方。
- 将注意力集中于有刺激感的部位。

调节

人体关节有一定的运动范围，超出这个范围运动人就容易受伤。如果逞强做动作，就无法达到预期效果。越是身体僵硬的人，越要调整好心态，在身心感觉舒适的状态下进行瑜伽练习。

放松

在各个动作间穿插婴儿式等放松动作，有助于补充能量、舒展身心，并能使动作效果最大化。完成强度大的动作后要通过稳定呼吸与放松来疏解身心紧张感。

第三节 瑜伽修炼法则

达到练习效果就要这样做

树立正确的瑜伽练习观念能使练习者在练瑜伽时免受伤害，并能收到更好的效果。练习前，从精神上、身体上都要做好准备。

刚开始练习瑜伽时要保持良好心态

刚开始练习瑜伽的人身体都有些僵硬，完成动作往往很困难，而且每个人的柔韧性和可运动的范围都会有差异。在这种情况下，如果不考虑自己的身体条件而过于追求姿势的完美，很容易产生挫败感。练习者应该先了解自身状况，感受每个阶段身体的变化，不要因为身体暂时完不成动作就放弃。刚开始练瑜伽时，最好先练习比较简单、舒缓的瑜伽动作三至六个月。当身心逐渐调适到良好状态后，再自然过渡到难度高的动作。

正确理解各个动作的呼吸和原理后再开始练习

即使姿势很标准，如果呼吸不正确或者力度控制得不到位，也无法达到效果。在正确理解各个体式的原理和呼吸方法的前提下正确地完成瑜伽动作，才能通过做动作来改善身体的不平衡状态。

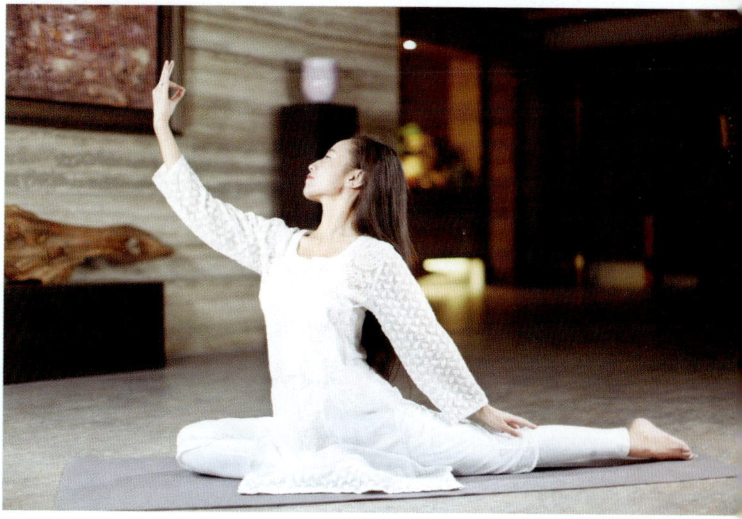

做动作时的注意事项

① 缓慢停顿是基本原则

练习瑜伽体位时，慢慢地做动作是最基本的原则。很多人为了减肥或塑身，会过于激烈地完成姿势或做动作时很急促，这样不仅容易造成运动伤害，而且会大大影响练习效果。瑜伽体位练习讲究缓慢，在做核心动作时还要保持一会儿姿势，以使身体持续伸展、肌肉持续拉伸、脂肪持续燃烧，慢慢地感受身体的变化，才能达到练习效果。过激地给身体施压，会适得其反。

② 以舒适、放松的状态练习

在不舒适的状态下练习瑜伽，身体肌肉得不到放松，也会给关节造成负担。开始练习瑜伽前一定要通过舒适的呼吸和简单的冥想放松身心，在练习过程中，也应穿插婴儿式等放松动作来缓解紧张，否则会影响练习效果。

③ 做动作要适可而止

练习瑜伽体位会大幅度伸展肌肉、打开关节。对于身体柔韧性较差的练习者或初级练习者来说，超出身体的运动范围强行完成动作是导致肌腱拉伤的主要原因。在做瑜伽动作时，虽然要有完成动作的意识，但更重要的是拉伸肌肉与肌腱要适度，感受到的疼痛也应控制在可以接受的范围。初学者不要对僵硬的关节勉强加压，应该慢慢地、温柔地完成动作。做身体侧向弯曲等不平衡的动作时要格外注意。在掌握各部位的正确伸展位置后，循序渐进地练习可使身体慢慢变得柔韧。不要急于求成，要让身体逐渐习惯动作强度。

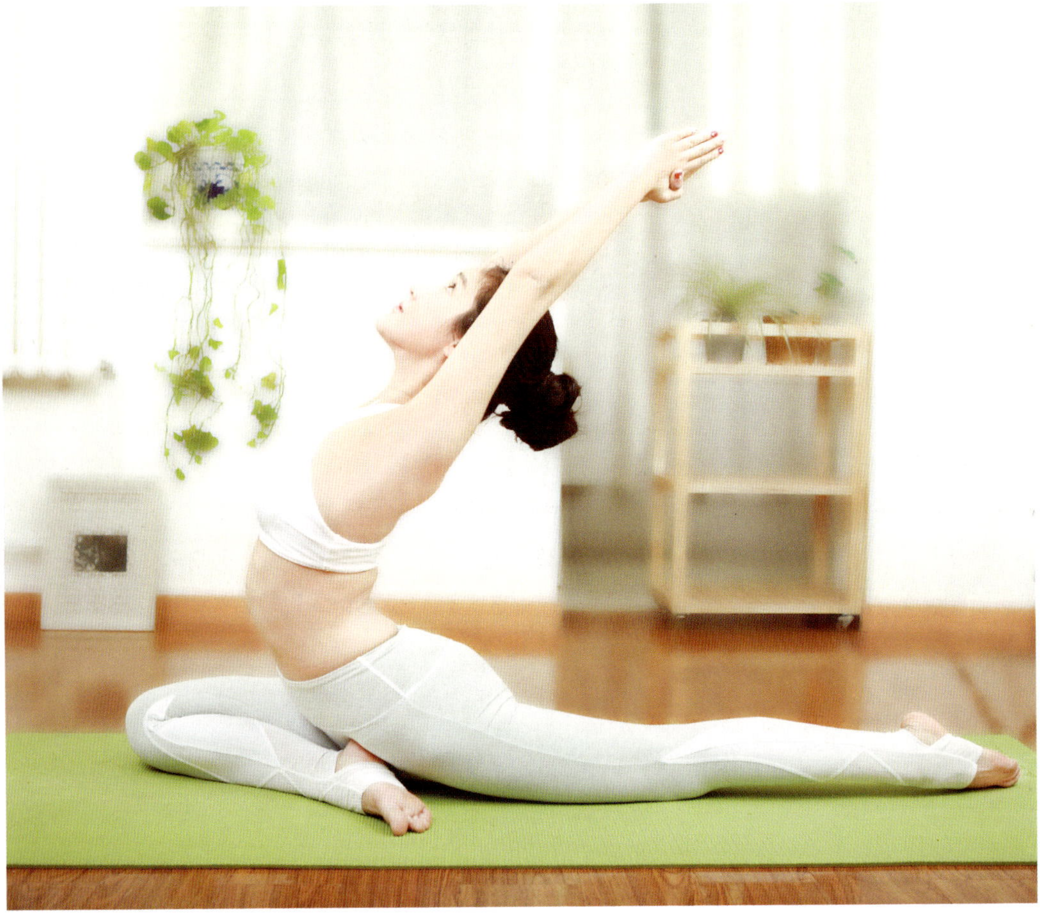

④ 坚持练习

瑜伽可以逐渐改善因错误的生活习惯、缺乏运动以及持续的压力而造成的身心失衡，但不是一朝一夕就能显现出效果的，要有计划地进行练习。一般清晨练习有助于头脑清醒，傍晚练习可以缓解身心紧张。另外，练习瑜伽前 3 ~ 4 个小时不要进餐，以便更好地强化内脏功能。

⑤ 善用瑜伽道具

瑜伽垫能发挥缓冲作用，帮助身体保持平衡，防止打滑。不要在过硬的地板或太软的床上进行练习，否则容易受伤。另外，可以借助瑜伽带、瑜伽砖，还有毛巾、靠垫、椅子等道具辅助练习，有助于顺畅地完成各种姿势，达到瑜伽练习效果。

⑥ 练习过程中要集中意念

初学者练瑜伽时，要控制呼吸，还要做各种动作，很难集中注意力，练习效果会受到影响。但是也不用过于着急，在熟悉体式后，呼吸也会逐渐变得顺畅，这时可以更好地将注意力集中到呼吸上，或通过关注身体的某个部位来加强练习效果。

练习时的禁忌

有高血压或者心脏病的患者，应避免练习长时间站立和向后弯曲的动作。膝关节存在问题的练习者应避免跪姿。若有头、颈及背部伤痛，应避免做肩倒立及其他倒立动作。脊椎、椎间盘存在问题的练习者，做侧弯及扭转动作时，需慎重。患有颈椎疾病的人不可练习任何倒立类的体式。

女性在生理期、孕期、生产后的身心状态变化较大，练习瑜伽时要特别注意。在生理期如果身体状态不好，腹部或腰部疼痛严重，做动作时就要以身体感觉舒适为宜；状态好的练习者可以练习体位，但不要做倒立等剧烈的动作。孕期练习瑜伽有助于强健背部、骨盆，减少分娩时的疼痛，但练习时要以身体感觉舒适为限度，不要过度拉伸身体。练习呼吸控制时不要屏息，有规律地深呼吸对于分娩很有帮助。怀孕前三个月不要做瑜伽体位法，第四个月开始直到分娩前，根据自身状况可以适度练习瑜伽。注意要避免让腹部感到有压力的体位，而且产后前三个月不要练习瑜伽体式。

第四节 瑜伽饮食

减压排毒饮食法

食物种类和质量影响着人的身体和精神状态。运动会消耗人体的能量，为了补充体力，很多人会摄取过量的蛋白质、脂肪，从而给身体带来负担。想要排出体内毒素、放松心情，饮食习惯也是不能忽略的环节。改掉不健康的饮食习惯就能让身心受益。

瑜伽的饮食观

瑜伽理论认为，人能从食物中获取生命之气，并以此调理身心。虽然练习瑜伽不一定要吃素食，但是素食对于修身养性很有裨益。瑜伽饮食观认为素食可以提供人体需要的所有营养物质，对瑜伽的体式练习、冥想等方面都有重要影响。一些素食的蛋白质含量和肉类一样多，热量却很低。素食者较少出现便秘、高血压等症状，而且到老年时还能保持灵活的思维。随着瑜伽练习的精进，练习者往往会自然地想吃水果之类的天然食物，这也正是瑜伽带给身心的智慧力量。

一般情况下，早餐的品种可以丰富一些，午餐可以吃少量肉，晚餐最好以粗粮、蔬果为主，如果吃肉也最好以清蒸或去油的方式烹饪。是否素食可以根据个人需求，但是每天最好以吃粗粮为主，选择天然的食材，烹调方法越简单越能保存食物中的营养。

多吃净化身心的悦性食物

瑜伽饮食观认为，食物分为悦性食物、变性食物和惰性食物三类。悦性食物富含营养、烹饪简单，吃这类食物可以使身体变得健康、灵活、精力充沛。变性食物能为身体提供能量，但容易使人变得浮躁、不安。食用惰性食物容易使人变得懒散、情绪易激动，还容易发胖。对于瑜伽练习者来说，为了身体健康、心灵平静，要多吃悦性食物，少吃变性食物，不吃惰性食物，且过量饮食等于食用惰性食物。悦性食物包括所有水果及大部分蔬菜，牛奶及乳制品、豆类、坚果、大豆制品（如豆腐等），性质温和的香料及适量绿茶，全部谷类及其制品（面条、面包、不含过多奶油的糕点甜点、玉米、大麦、燕麦等）。

无毒饮食法

人体的毒素是指堆积在体内的废物，其主要来源有两个：一是食物消化吸收之后残留的代谢废物；另一个是通过呼吸和饮食进入体内的污染物，如铅汞等重金属元素。人体每天都会产生和吸入一定的毒素，如果能及时清除毒素，就不会影响健康；如果残留毒素无法及时排出，堆积得越来越多，对身体健康就会造成影响，严重的还会导致疾病。

饮品排毒法

一些简单的排毒方法是非常有效的，如早上喝两杯温水。水是身体内废物和毒素的输送者，平时要保证饮用充足的水，才能让身体毒素顺利排出体外。多喝温开水有利于排便，可改善便秘症状。应尽量选择矿泉水等软水，并煮沸后饮用。

印度传统医学认为，早上是人体消化力最弱的时段，应食用易消化的食物，比较适合饮用现打的鲜果汁。不论什么体质的人，都不宜喝冰镇果汁。因为早晨喝冰凉的饮品会刺激肠胃，使身体变得沉重。可以在果汁里放入生姜，有暖身和促进消化的作用，有助于排毒。

粗纤维排毒法

含有粗纤维的食物是身体最好的清洁剂，能够帮助排出体内废物，保持大肠清洁。要控制肉类、乳制品、高盐高糖高热量食品的摄入，添加了食品添加剂或者防腐剂的食品更不要食用。建议主食以米饭为主，不会加重胃的负担。早餐可以选择无糖的燕麦片。日常饮食中，可以适当多吃胡萝卜、番茄、菠菜之类的新鲜蔬菜，水果可以选择猕猴桃、柑橘、苹果等。

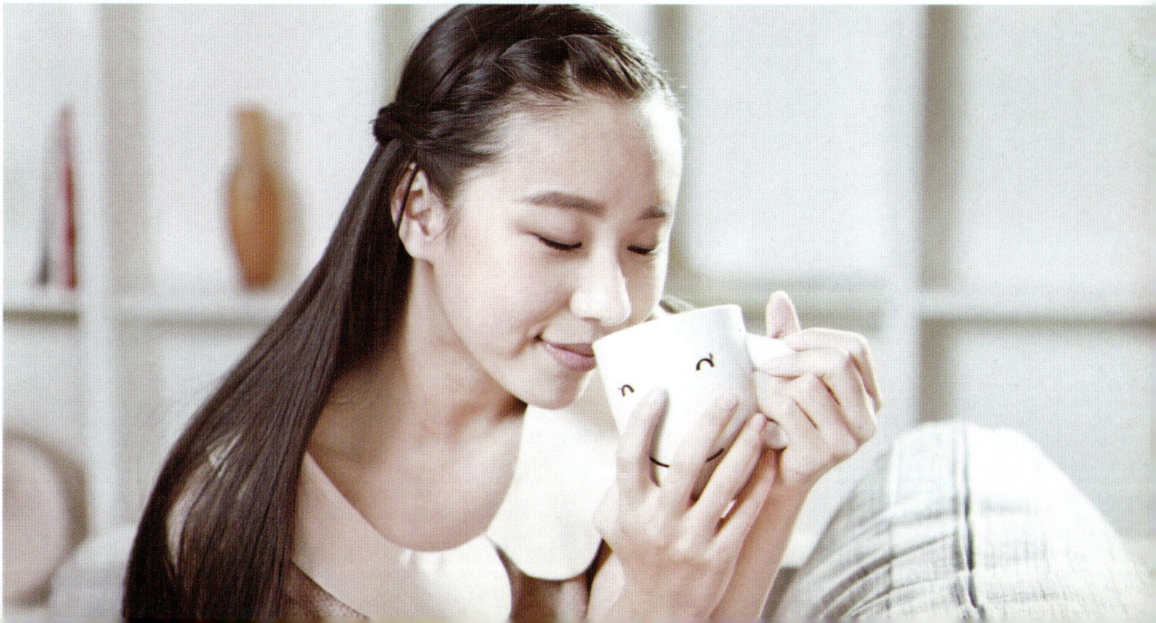

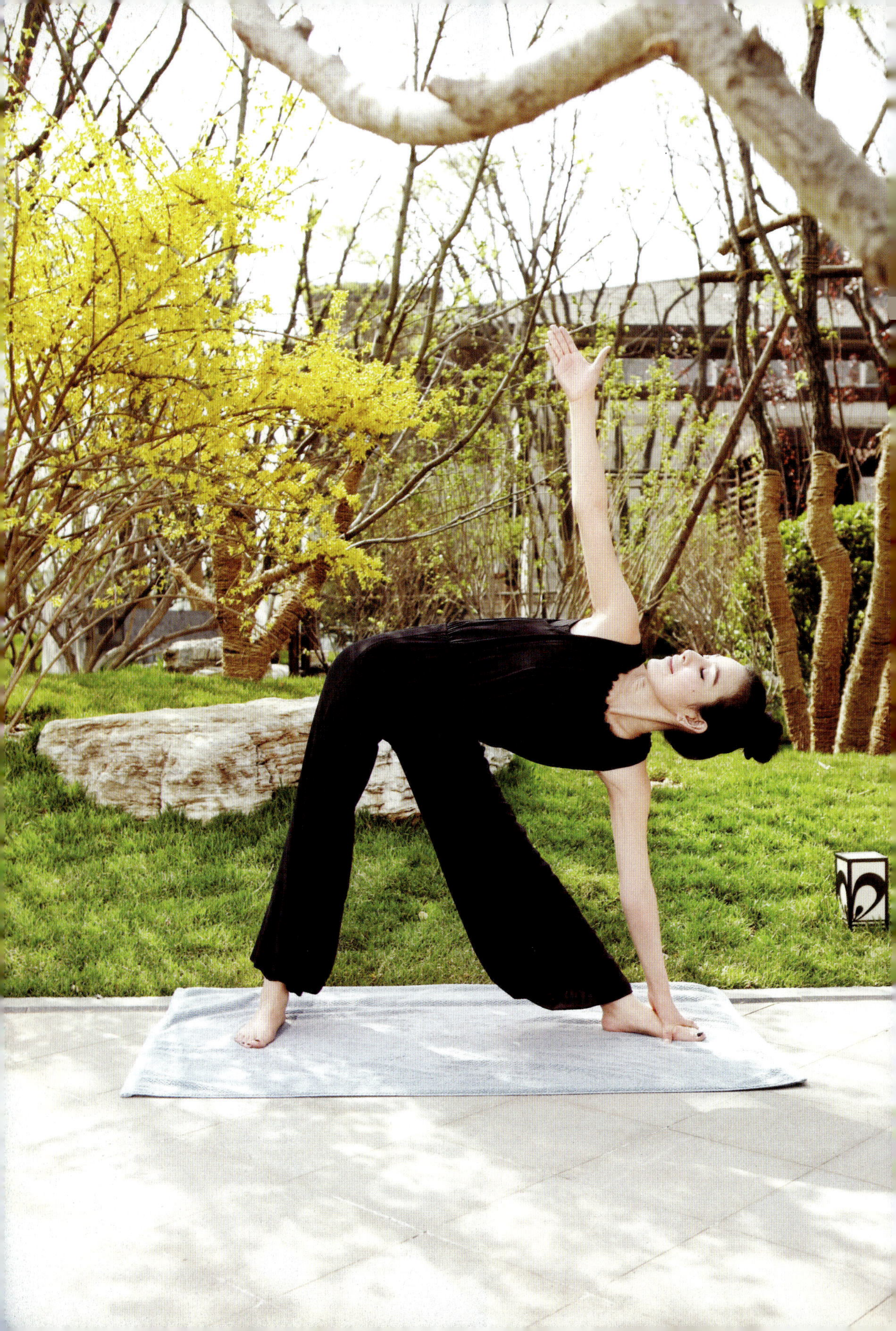

第二章

根基扎实是重中之重

瑜伽基本功

瑜伽通过正确的体位、呼吸和冥想驾驭身心，调动身体控制病痛及内心混沌的本能。

呼吸、坐姿、站姿、冥想……这些都是瑜伽练习的基本功，练好这些基本功可以帮助我们更好地理解瑜伽，也能让练习事半功倍。

第一节 瑜伽呼吸法

没有呼吸，就没有瑜伽

深呼吸是瑜伽的根本。每一个体式，从伸展到放松，都必须和呼吸相配合。用呼吸去带领所有的动作，能更好地促进全身的气血循环。

清理经络调息

此法也称为“左右交替呼吸法”，是一种非常简单而又有效的瑜伽清洁呼吸法。它对身心的健康非常有益，适合所有人练习，尤其是脑力劳动者及处于更年期的女性。对女性来讲，练习清理经络调息还可以让皮肤更红润有光泽。按清理经络调息法呼吸时，血液的携氧量比正常呼吸增加，因此练习者会感到神清气爽，压力得到排解，内心也更为宁静。

清理经络调息每天早晚可以各做2次、每次做5个循环。坚持练习，可有效缓解头痛、失眠、神经衰弱、焦虑、抑郁、心情烦躁、鼻炎等症状，并可有效排解压力，提升记忆力及大脑的反应能力，让思维更清晰敏锐、心态更平和。

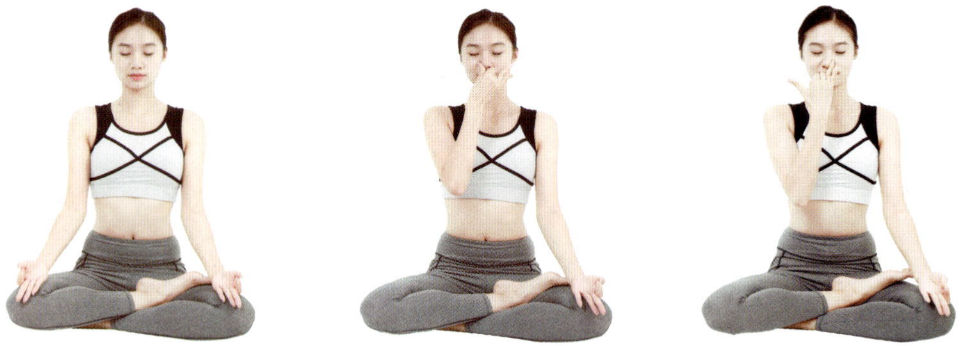

1. 取舒适的坐姿坐好（可以采用简易坐或半莲花坐姿），保持脊柱挺直，胸部打开，双手放于双膝之上，大拇指与食指相合，掌心朝上。闭上眼睛。
2. 用大拇指按住右鼻孔的外侧，完全堵住右鼻孔，用左鼻孔慢慢地吸气。
3. 用无名指、小指按住左鼻孔外侧，堵住左鼻孔，然后将大拇指松开，用右鼻孔慢慢地呼气。将气体完全呼出之后，再用右鼻孔慢慢吸气，按住右鼻孔，用左鼻孔呼气。以上为一轮呼吸，连续做5轮。

注意事项

- 患感冒或鼻道阻塞时不应该做清理经络调息，通过鼻子强迫呼吸可能会导致并发症。
- 练习其他瑜伽呼吸法之前，最好先做清理经络调息，可以避免其他呼吸法练习不当所带来的副作用。

腹式呼吸法

腹式呼吸法也称为“横膈膜呼吸法”，是用肺的底部进行呼吸的方法。呼吸时感觉只有腹部在鼓动，胸部相对不动。通过这种呼吸方式对吸入的空气进行控制，可让呼吸变得深长而有规律，使氧气的供给与二氧化碳的排出更顺畅，有助于增加肺活量，调动日常生活中不常用到的肺部功能，进而预防肺部疾病。

选择全莲花坐姿（见本书p.18），也可以躺在垫子上。吸气时，用鼻子将空气缓慢而深长地吸入肺的底部，呼气时腹部内收，胸部相对不动。可以连续做5～10次。

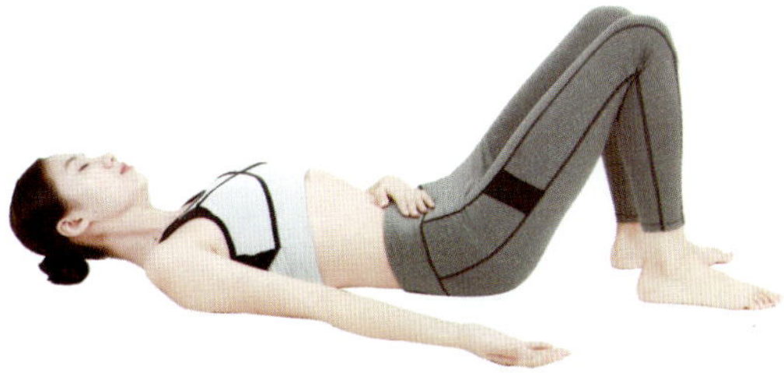

呼吸方式：吸气时腹部向上向外鼓起，随着吸气的加深，胸部和腹部之间的横膈膜向下降，腹内脏器下移，小腹像气球一样慢慢鼓起。呼气时腹部向脊椎方向收紧，横膈膜自然而然地向上升，将肺内的浊气完全排出，脏器恢复原位。

注意事项

- 初学者适合选择半卧位：两膝半屈或在膝下垫一个小枕头，使腹肌放松。

胸式呼吸法

胸式呼吸法是用肺部的中上部分进行呼吸的方法。呼吸时感觉胸部在收放，腹部相对不动，并以肋骨和胸骨的活动为主。胸式呼吸可以充分扩张肺部，强化肺功能，同时改善呼吸系统功能，使呼吸更深长，有助于排出体内废气，并能稳定情绪。

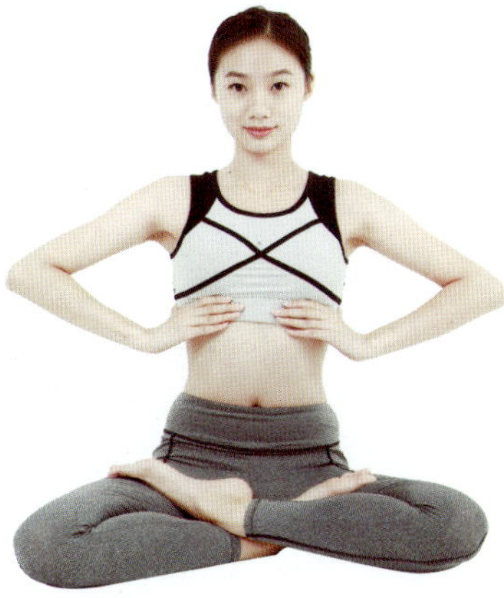

采用全莲花坐或简易坐（见本书p.17），双手轻轻放在肋骨部位，缓慢吸气，感觉到胸部打开，肋骨向外扩张并向上提升，腹部不动，缓慢呼气，胸部内收，肋骨恢复原位。可以连续做5～10次。

呼吸方式：呼吸时空气直接进入肺部，使胸腔扩大，腹部保持平坦。

胸腹式呼吸法

胸腹式呼吸可以增加吸入空气的量，给肺部供给充足的新鲜空气，将更多新鲜氧气输送到血液，让各个呼吸器官活动起来，从而促进新陈代谢并提高抵抗力，让心脏更强劲。

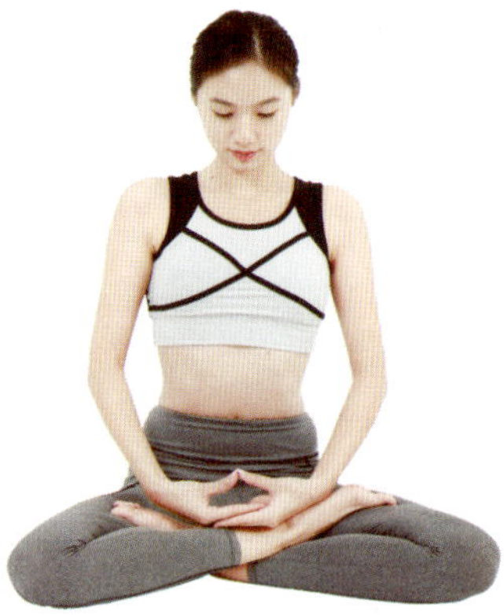

选择舒适的坐姿或站姿。闭上嘴，用鼻子慢慢吸气，注意力集中在鼻部发出的气流声；腹部向内收，将气体逐渐填满胸腔；呼气时腹部保持收缩状态。完全呼气后屏气几秒钟。可以连续做5～10次。

呼吸方式：吸气的过程中横膈膜尽量向下降，胸廓向四周扩张、肋骨向上提，使整个肺部都充满空气。肺部充满空气时屏气几秒钟，再慢慢地尽量把气吐完。呼吸时胸部、腹部直至全身都能感受到起伏。

注意事项

◆ 一般在熟悉并掌握腹式呼吸法和胸式呼吸法后，才可以练习这种胸腹式呼吸法。

圣光调息法

圣光调息是可使头脑清醒的呼吸法，常用于练习瑜伽时的准备呼吸。这种调息法可以加速大脑的血液循环，使氧气供应顺畅，保护大脑健康；同时有助于清除体内毒素及二氧化碳，强健腹部肌肉，控制呼吸系统疾病；还能缓解因焦虑症、抑郁症等引发的头痛，使内心变得平静。

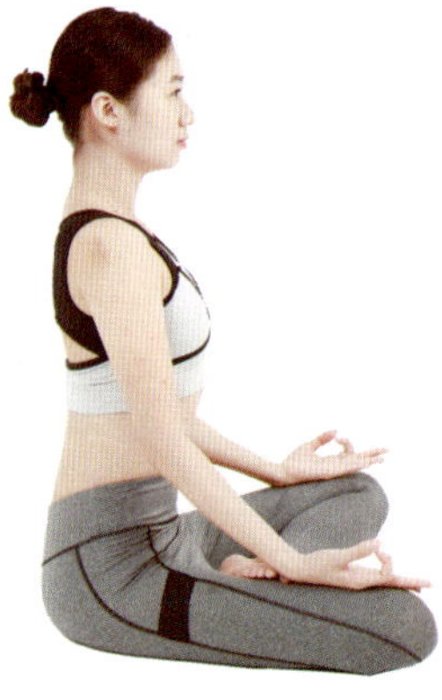

选择舒适的坐姿，双手放于双膝上。快速进行腹式呼吸。完成10次急促呼吸后做1次深呼吸为1轮。重复做3轮。

呼吸方式：用胸腔呼吸，通过收紧腹部肌肉，强力呼出气体；胸和肩膀区域不可移动。吸气应该是被动地贯穿于整个练习。

注意事项

◆ 练习圣光调息时氧气供应量突然加大，全身气血循环加速，练习者会出现脸发红、身体发热出汗的现象，气血循环不畅的部位有时会感觉发麻，这些都属于正常现象。

◆ 患有心脏病、高血压、偏头痛的练习者以及女性生理期或孕期要避免这项练习。

第二节 瑜伽的坐姿

坐姿舒适有助稳定身心

瑜伽坐姿对于练习调息和冥想非常重要。由于做呼吸控制与冥想需要持续较长时间，练习时要一直挺直脊柱，保持身体稳定，两腿位置不能频频移动，因此应该选择适合自己的姿势。初学者最好坐在垫子或靠垫上，以便可以长时间保持腰背挺直。

正坐

正坐几乎是所有坐姿和前屈体式的起始姿势，也可以单独作为一种瑜伽姿势来练习。这个体式可以有效地伸展双腿和脊柱，纠正不良坐姿，让脊柱更挺拔。

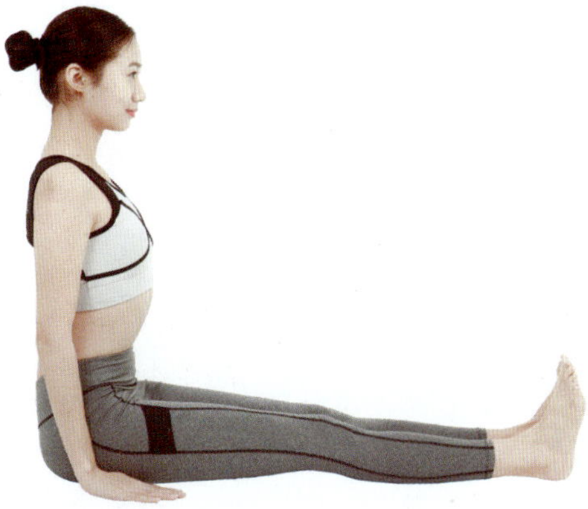

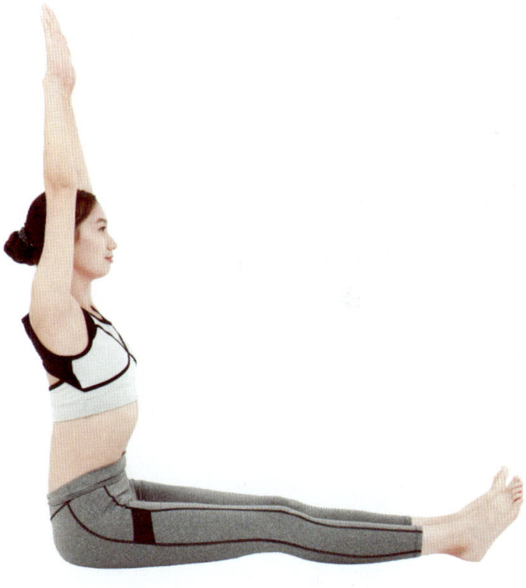

1. 臀部完全坐在垫子上，双腿向前伸直，双膝并拢，脚趾尖朝上，脚底垂直于地面。双掌放于臀部两侧，掌心朝下，手指指向脚的方向，脊柱挺直，胸部打开。保持3~5个自然呼吸。

2. 慢慢吸气，双臂向上伸展，手指向上伸直，肘关节绷紧，胸部与腋窝充分打开。始终保持双腿伸直，膝盖绷紧，自然呼吸，不要憋气，面部肌肉放松。保持3~5个呼吸。慢慢呼气，回到起始动作。

注意事项

◆ 如果练习时无法坐直，可以坐在瑜伽砖上适当将臀部垫高，使躯干更容易垂直于地面。

金刚坐

金刚坐适合初学者，是瑜伽的基本坐姿，可以平和心境。这种坐姿最大的优点在于腿部不易发麻，所以练习瑜伽时如果其他坐姿坐久了腿感到麻痛，可换成跪坐的金刚式以缓解腿部不适。坚持练习一段时间，腿、腹、胸、颈部紧缩的肌肉会得到充分伸展，内脏也会得到极好的刺激。初学者最好坐在垫子或靠垫上，以便可以长时间保持腰背挺直的姿势。

冥想时，患有坐骨神经痛等疾病的练习者，如果感到难以做到其他冥想姿势，就可以用金刚坐。金刚坐可以在饭后 10 ~ 20 分钟进行练习，有助于促进消化，所以适用于肠胃和消化系统功能不好的人。

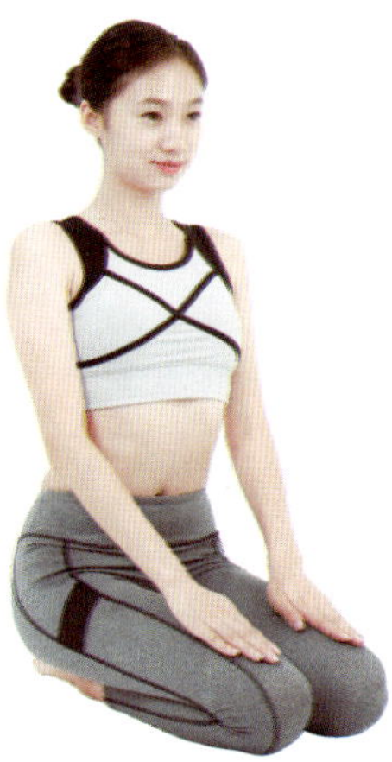

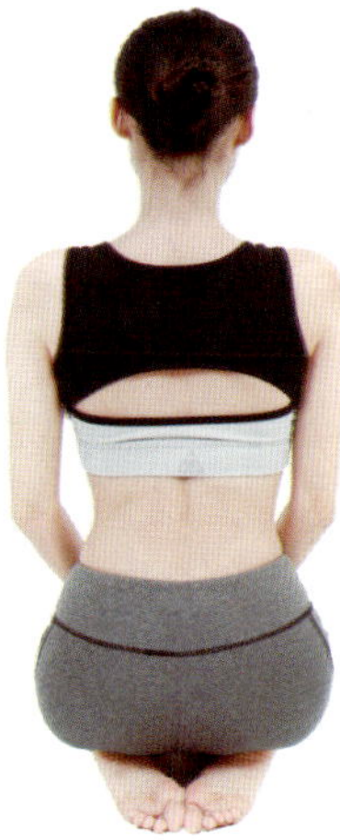

跪坐在地面上，双腿并拢，双脚脚尖相触，不要重叠。臀部坐于两脚之间，不要触地，腰稍上提，这样可以使脊柱伸直。上半身保持挺直状态，肩部放松，稍收下颌，保持均匀的深呼吸。练完后，两腿伸直，全身放松，仰卧休息。可以每天练习1～2次，每次3～5分钟。

注意事项

◆ 练习时最初会觉得双腿支持不了太久，甚至感觉酸痛。尽量在身体可以承受的范围内坚持一会儿，练习一段时间后情况就会有明显改善，双腿疲劳会得到有效缓解。

简易坐

简易坐是一种舒适安逸的坐姿，是几乎所有人都容易做到的体式。当需要较长时间做呼吸控制或冥想时，这是一个很好的姿势。

直坐在垫子上，双腿向前伸直。弯曲左膝，再弯右膝，双腿在踝处交叉，双脚放在对侧大腿下。双手放在膝盖上，腰背挺直、肩膀放松。

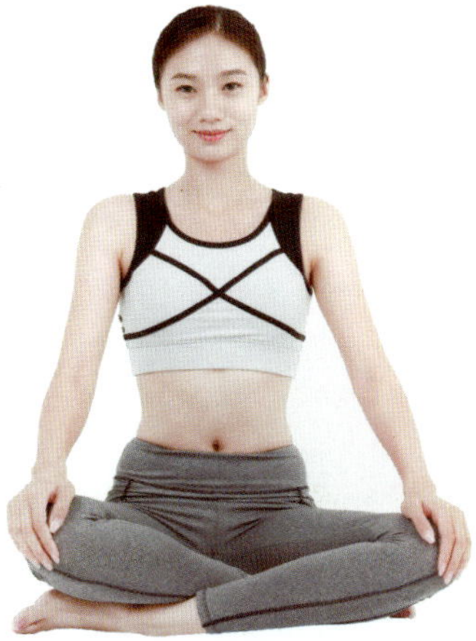

注意事项

◆ 膝部有疾病的练习者，可以采用单腿或双腿向前伸直的坐姿。

至善坐

至善坐具有镇定安神的效果，适合用于进行呼吸和冥想练习。至善坐可以有效强化脊柱下半段和腹部器官，促进骨盆区域的血液循环；对膝关节僵硬、风湿也有很好的缓解作用。

直坐在垫子上，先弯曲左小腿，将脚跟抵住会阴部位，膝盖舒适地贴在地面上；然后弯曲右小腿，将右脚放在左脚的脚踝上，脚心朝上。保持腰背挺直，肩部放松，双手自然地放在膝盖上。

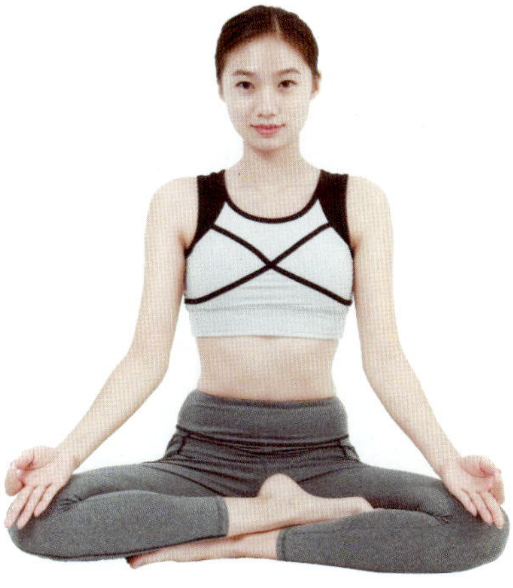

注意事项

◆ 踝关节不好的人可以在脚下垫一个瑜伽垫或厚毛毯，减少对踝关节的压力。

半莲花坐

半莲花式坐姿的功效和莲花坐基本相同。初学者先学半莲花坐，再慢慢练习全莲花式坐姿。

坐在垫子上，右腿自然弯曲。右脚脚跟贴近身体。弯曲左腿，左脚放在右大腿上，尽量靠近右大腿根部，脚跟靠近脐部，脚心尽可能翻转向上。

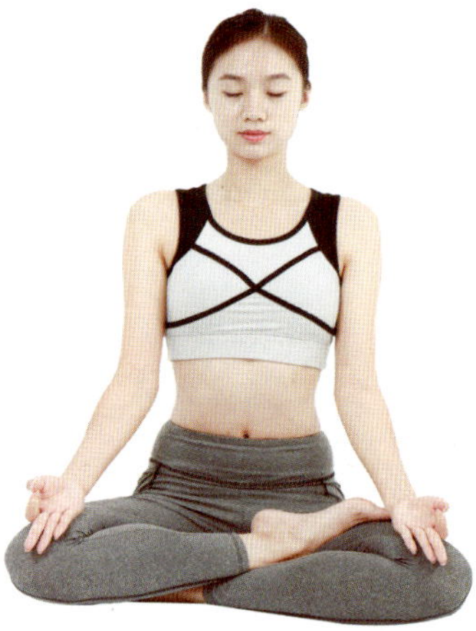

注意事项

◆ 关节僵硬的人需要先进行相关的膝关节灵活性练习，避免长时间保持姿势时产生不适。

全莲花坐

全莲花坐主要用于冥想。练习时双膝和臀部构成一个等腰三角形，可以很好地稳定双腿，保持平稳的姿态，从而使头脑更清醒，也更容易集中注意力。并且，这一姿势使双腿对脊柱产生一种拉直的力量，上半身可以保持放松、自然伸直的状态。因此全莲花坐是用来冥想和集中精神的理想坐姿。这种坐姿可以促进腰部和腹部的血液循环，增强腹部器官功能；缓解膝关节和踝关节的僵硬；促进头部和胸部的血液循环，有助于使身心平和，增强专注力。

直坐在垫子上。先弯曲左小腿，将左脚放在右大腿上并靠近腹股沟处，脚心朝上；然后弯曲右小腿，将右脚放在左大腿上方，脚心朝上。尽量将双膝靠向地面的方向，并保持住。

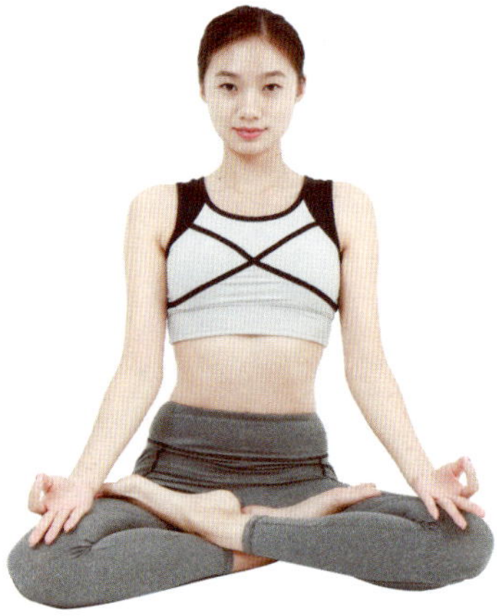

注意事项

◆ 莲花坐是较难完成的坐姿。特别是男性，练习时明显会感觉腿部酸痛，勉强做会对膝盖和韧带造成损伤。应先练习半莲花坐姿，再逐步过渡到全莲花坐姿。

第三节　山式站姿

所有瑜伽体式的根基与起点

不良体态对身心健康会造成很大影响。很多人站立时习惯将重心放在一条腿上，这就会导致脊柱变形、脊椎骨紧张，长此以往身体容易疲劳，大脑也会变得迟钝。而身体许多不明原因的症状如头痛、腰痛、肥胖等，可能都源于脊柱变形。正确练习山式站姿，能有效改善身体循环与呼吸，使身体变得轻盈，使思维更活跃、敏捷。

找回身体平衡的第一步

人们很少去关注站姿。很多人在站立时，身体重量完全放在一条腿上，有的则把身体重量放在脚跟上、脚的内侧或外侧。这些都可以从鞋底或鞋跟处的磨损程度看出端倪。由于错误的站立方式没有把身体的重量均匀地分布在双脚上，因此可能导致身体的某种畸形。另一方面，长时间坐着，髋关节得不到正常伸展，久而久之，就会使骨盆出现不同程度的前倾，造成腰椎前屈。

山式站姿能很好地改善身体的不平衡，增强身体稳定性，增强身体各个关节与肌肉的力量，锻炼腹部和臀部肌群。但是由于山式站姿看上去很简单，很多人在练习初期并不会重视山式站姿的训练。其实山式是所有瑜伽体式的起点，真正做好山式并不是一件容易的事。

练好山式的要点

练习山式时，脊椎比较柔软的人容易向后翘起臀部，小腹向前凸出，造成腰部长时间压力过大，产生腰部酸痛。很多人为了站稳还会将臀部向内收紧，这样会促使腰椎两侧肌肉收缩，增加腰椎的负担，同样会导致腰部疼痛。而正确的山式站姿练习，腰部应感觉舒适、放松。

山式站姿的重心要在两脚之间，即身体的中轴，脊椎必须和地面垂直。此时人体的稳定性最高，也最省力。在山式中根基是脚，对称线是脊椎，站立时身体各个部位之间要保持一种相互融合的平衡。

练习之前的检查

检查正面——身体两侧是否对称

练习山式站姿时，首先对着镜子仔细观察自己的身体是否对称。如果出现肩膀或者骨盆一侧高一侧低，就说明脊椎有侧弯现象，导致身体两侧不对称。

检查侧面——身体重心是否偏移

找人站在自己的身体侧面，检查耳朵眼、肩关节中心、髋关节外侧中心、膝关节侧面中心、踝骨外侧是否在一条线上，直线是否和地面垂直。如果发现偏离，则说明身体重心不稳，有驼背或骨盆前倾、后倾的可能。

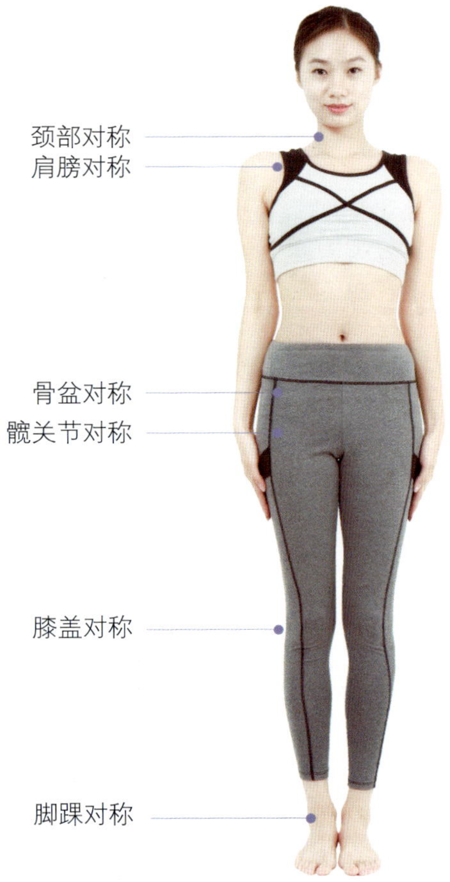

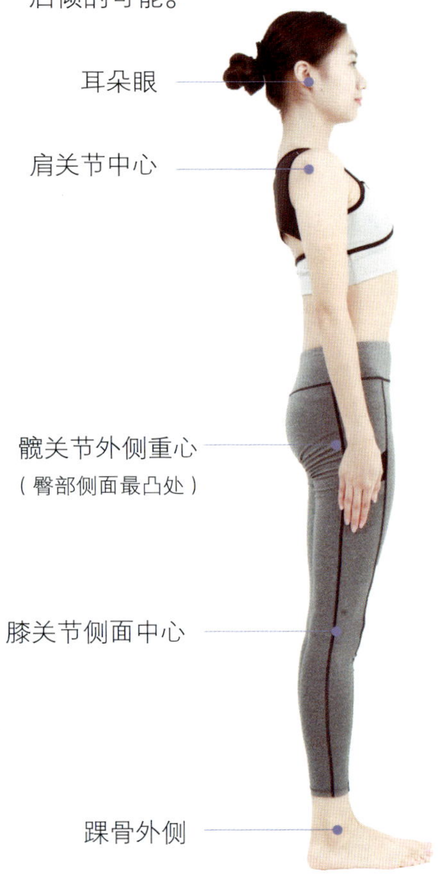

山式站姿的练习方法

双脚并拢站立，平放于地面上。双脚脚跟和大脚趾相互触碰，伸展所有的脚趾。膝部绷直，膝盖向上提升，收缩臀部，提拉大腿后部的肌肉。胸部打开，收腹，脊椎骨向上伸展，颈部挺直。把身体重量均匀分布在脚跟和脚趾上。膝盖伸展但不要过于绷紧，压力不能积累在膝盖后的韧带上，要顺畅地传递到脚掌，以站得更稳。双臂自然垂放在身体两侧，也可以伸展过头顶。

第四节 热身动作

练习瑜伽前的暖身练习

瑜伽动作要求肌肉与关节要有一定的灵活性。如果肌肉紧绷，做动作时用力拉伸就容易受伤。所以练习前务必先做 10 分钟左右的热身运动，以提高身体温度，加快循环，使身体变暖，并打开关节、消除肌肉紧张感，为接下来的体位练习做好准备。

颈肩运动

这是臂部带动肩部旋转与头部牵引颈部转动的练习。此练习能促进颈部与肩部的血液循环，舒展紧张的肌肉并消除僵硬、酸痛感，有效防止受伤；同时可以强健上背部、扩展胸部。

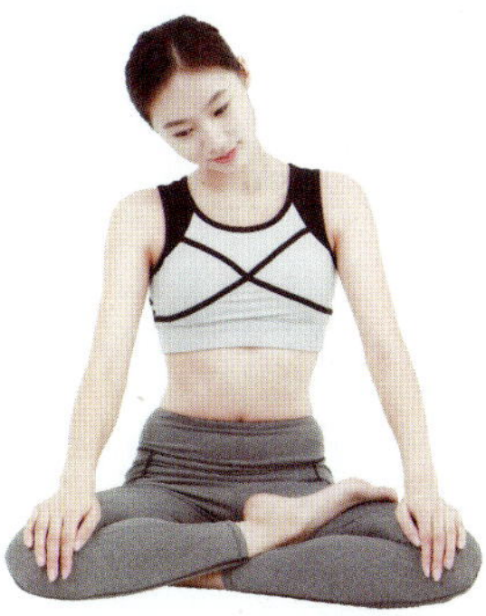

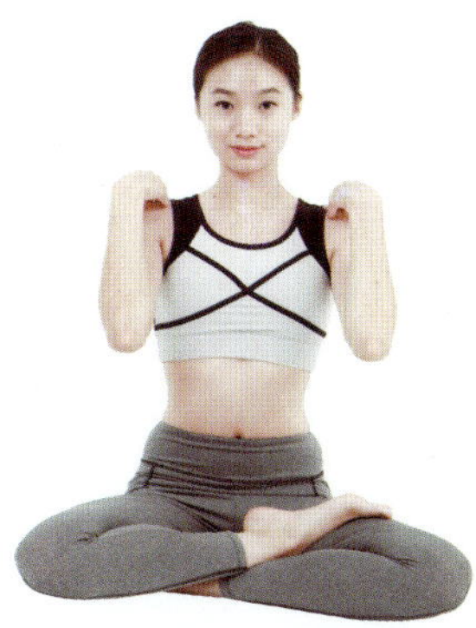

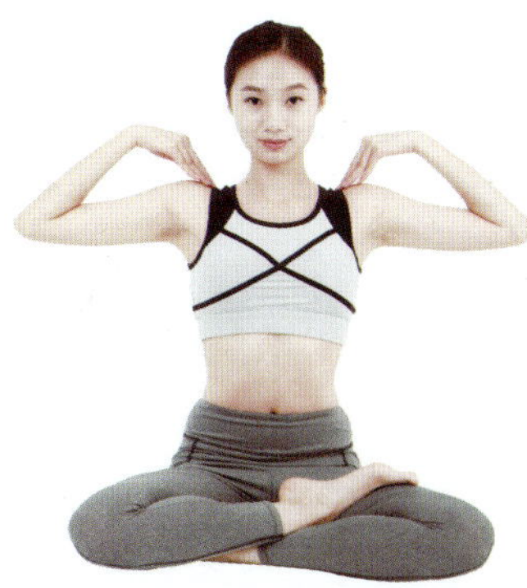

1. 取半莲花坐姿，吸气，头部向右画圈并向后转动，缓缓后仰至最大限度。呼气，头部向前转动，下巴尽量靠近锁骨。重复做3～5次，换方向做同样的练习。

动作要领： 做动作时不要耸肩。颈部转动时要缓慢，颈椎病患者幅度不宜过大。

2. 挺直腰背部，屈肘，将双手放在肩膀上。

3. 吸气，双臂画圈向上抬起并扩展开；呼气，双臂慢慢向后下方画圈并转回到起始处。先做小圈旋转运动，再逐渐增大转动幅度。重复做3～5次，换方向做同样的练习。

手臂运动

转动手臂与腕部的动作能放松肌肉、灵活关节，强化臂部与腕部肌肉力量，消除手臂的僵硬感；还可扩展胸部，促进肩部、上背部的血液循环。

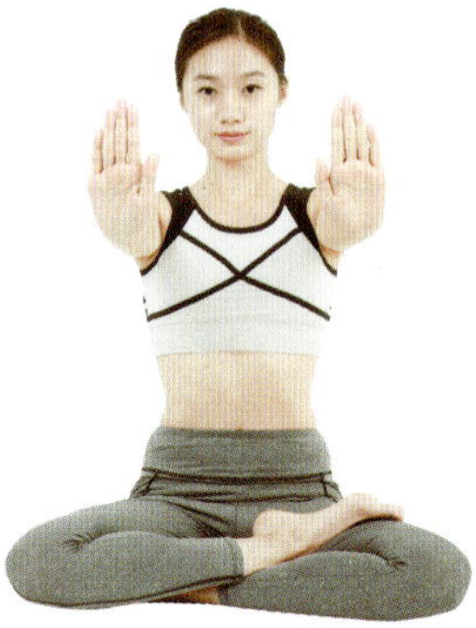

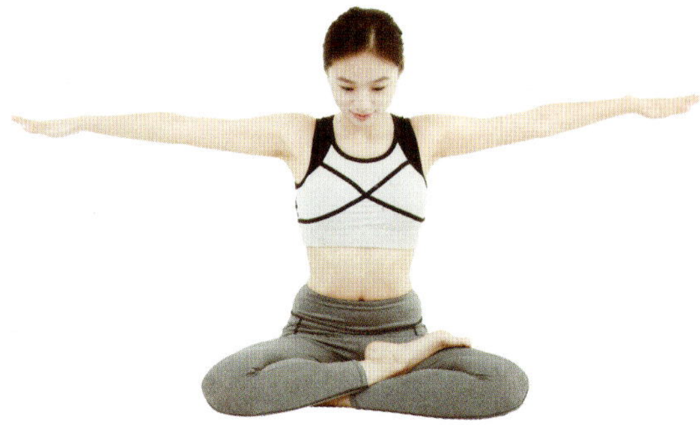

1. 双臂向前平举，吸气，手掌立起，指尖朝上，手掌找到用力向前推的感觉。呼气，双掌向下翻转，指尖朝向正下方。重复做5~10次。

2. 吸气，双臂向前伸直。慢慢呼气，双臂向两侧摆动，尽量向后方伸展，头部缓缓低下。重复做3~5次。

腰部运动

这组热身运动可加强腰部柔韧性和灵活性。此外，平时要加强对腰部肌肉的力量训练，才能更好地完成各种瑜伽体式。

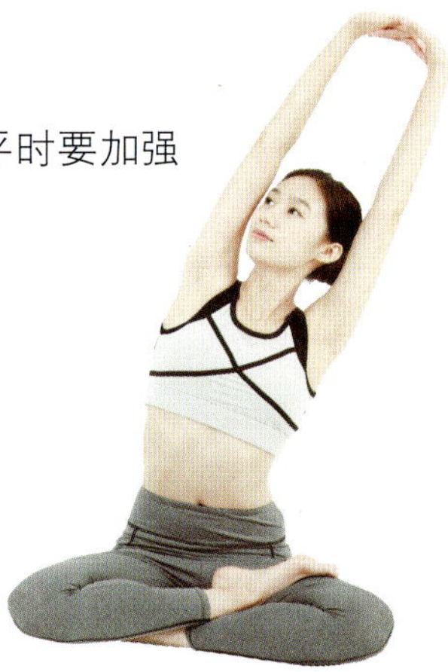

双手十指交叉，翻掌，掌心朝上将双手举过头顶，手臂不要弯曲，大臂贴在头部两侧。呼气，身体慢慢向左侧弯，保持5秒钟；吸气，慢慢将身体向右侧弯，吸气的同时身体回正。重复做3~5次。

腿部运动

这组动作可拉伸腿部韧带和改善肌肉柔软度，灵活髋关节、膝关节、脚踝、脚腕，减少腿部僵硬感。腿部各关节不够灵活的人，动作幅度不要过大。

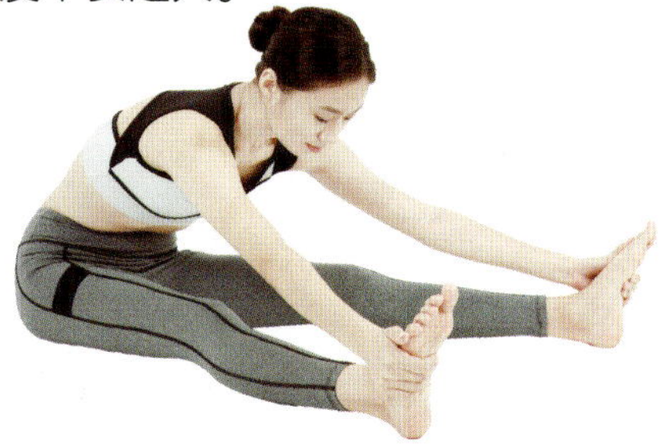

双腿分开，宽度大于臀部。慢慢地呼气，上半身向下弯，双手分别从外侧握住脚掌，保持5秒钟。重复做3~5次。

第五节　预备动作：拜日十二式

使身体、呼吸和大脑进入练习状态

拜日式是古印度瑜伽修行者为了向太阳致敬而创出的一套瑜伽体式，由 12 个体式组成，多用于瑜伽练习开始前的准备动作。拜日式有助于增强腰椎的柔韧性，打开关节，让身体变暖。练习前 10 分钟左右先喝一杯温开水，有利于增加肠胃蠕动，清洁体内毒素。

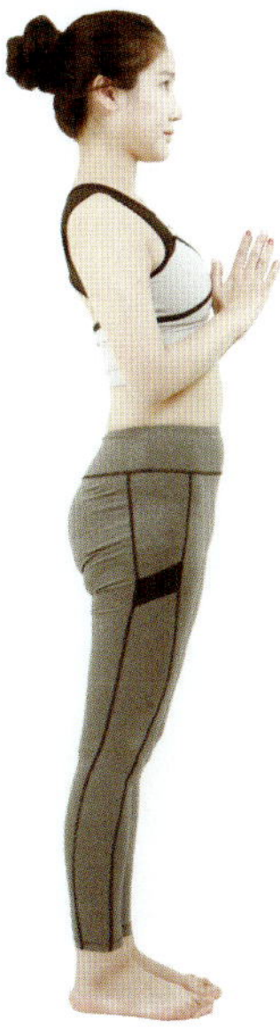

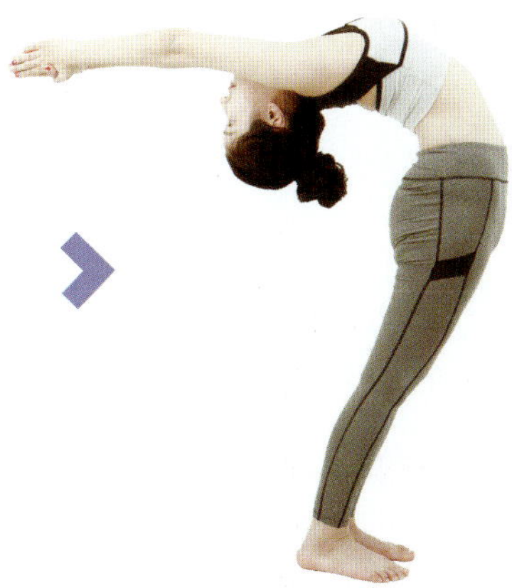

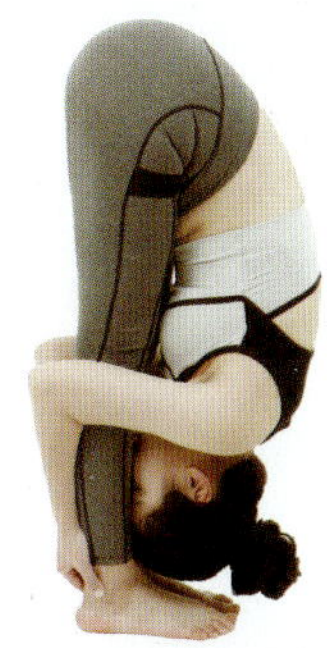

1. 山式站立，挺直脊柱，双手在胸前合十，眼睛平视前方，调整呼吸。

2. 双臂向头顶处伸直，深吸气，以腰腹部为轴点，双臂向后上方用力，带动上半身向后弯曲；呼气，保持姿势10秒。

3. 将上半身回归至直立，再次吸气，以腰腹部为轴点，双臂向前方用力，带动上身向前向下弯曲；呼气，直至身体弯曲到个人极限，保持姿势10秒。

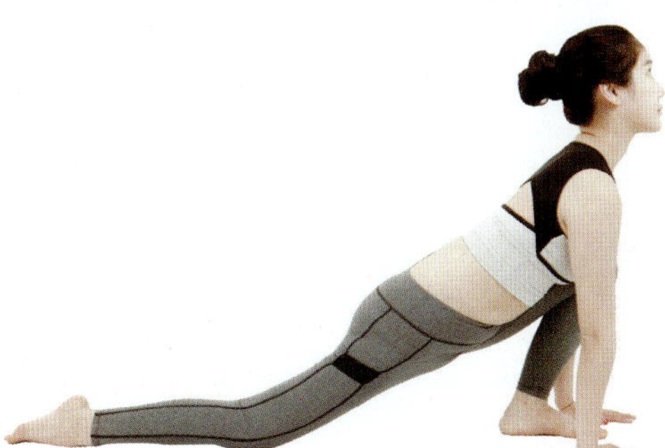

4. 左腿向前迈一大步，使左小腿垂直于垫面，右腿尽量向后伸直，感受左大腿内侧的拉伸；双手撑地，目视前方，感受脊柱的拉伸，保持姿势10秒。

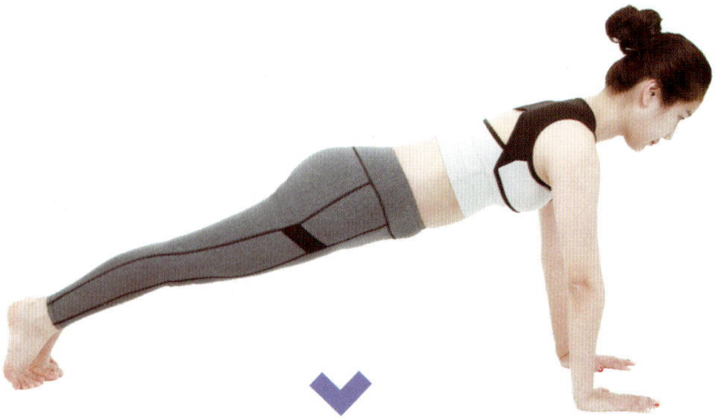

❺ 双手缓慢地放到弯曲的左腿两侧，撑地，深吸气，将左腿向后蹬直，与右腿并拢；伸直双臂，踮起脚尖，使整个身体呈一条直线；呼气，保持姿势10秒。

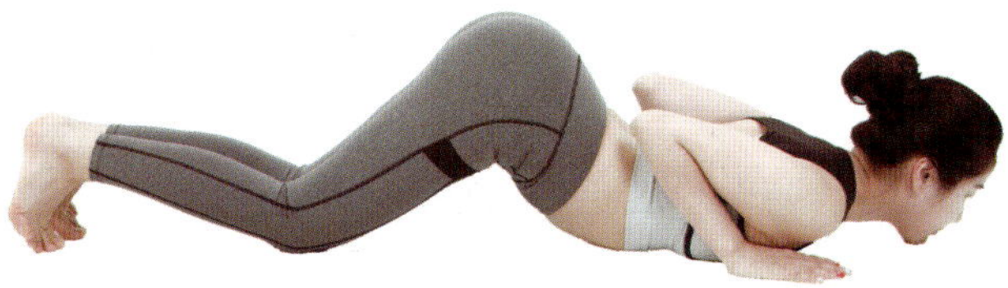

❻ 吸气，保持双脚脚尖的位置不动，双臂弯曲，膝盖及胸部贴地，臀部及腹部尽量向上抬高；呼气，保持姿势10秒。

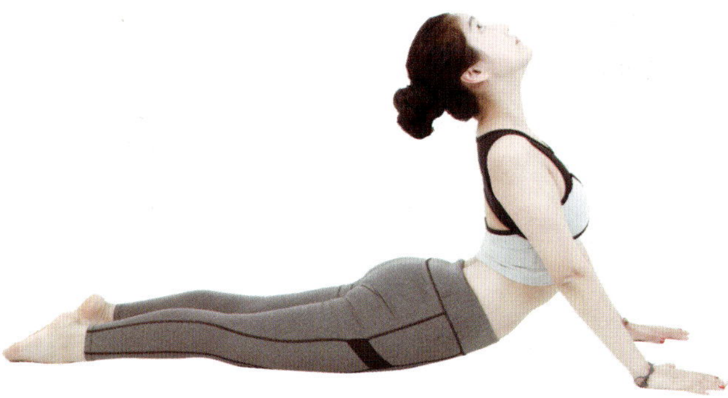

❼ 保持双膝及双手位置不动，伸直双臂，同时让上半身从胸部开始，依次贴地后慢慢抬起；呼气，头部尽量向后仰，保持姿势10秒。

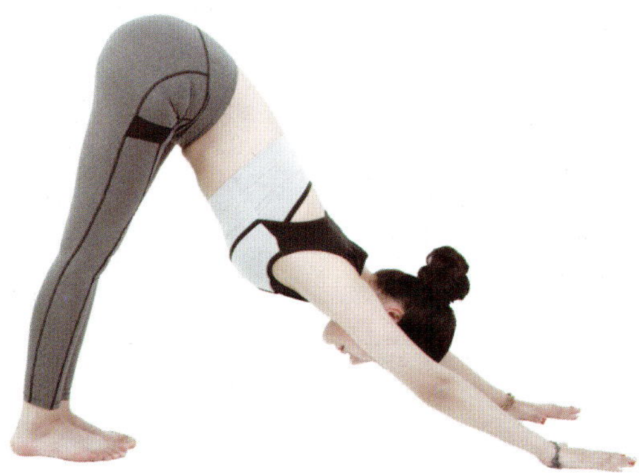

❽ 吸气，头部回正，双手位置不动，双腿向上直立站起，让双脚带动双腿逐步走近双手；呼气，头部置于两手之间，身体呈倒V字形；保持姿势10秒。

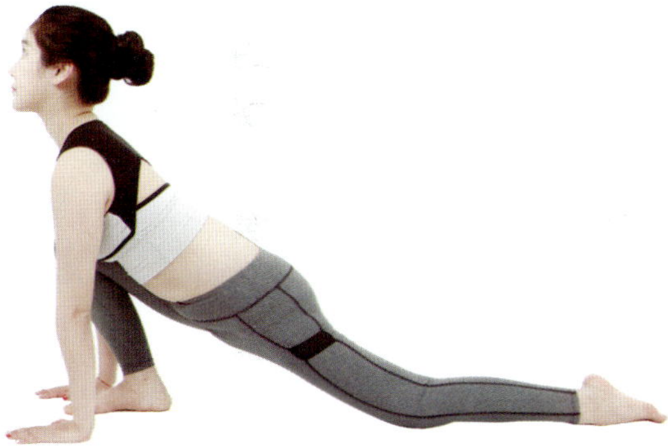

❾ 吸气，先保持双手位置不动，将右腿向前弯曲，右脚掌落在双手间；呼气，左腿尽量向后伸直；保持姿势10秒。

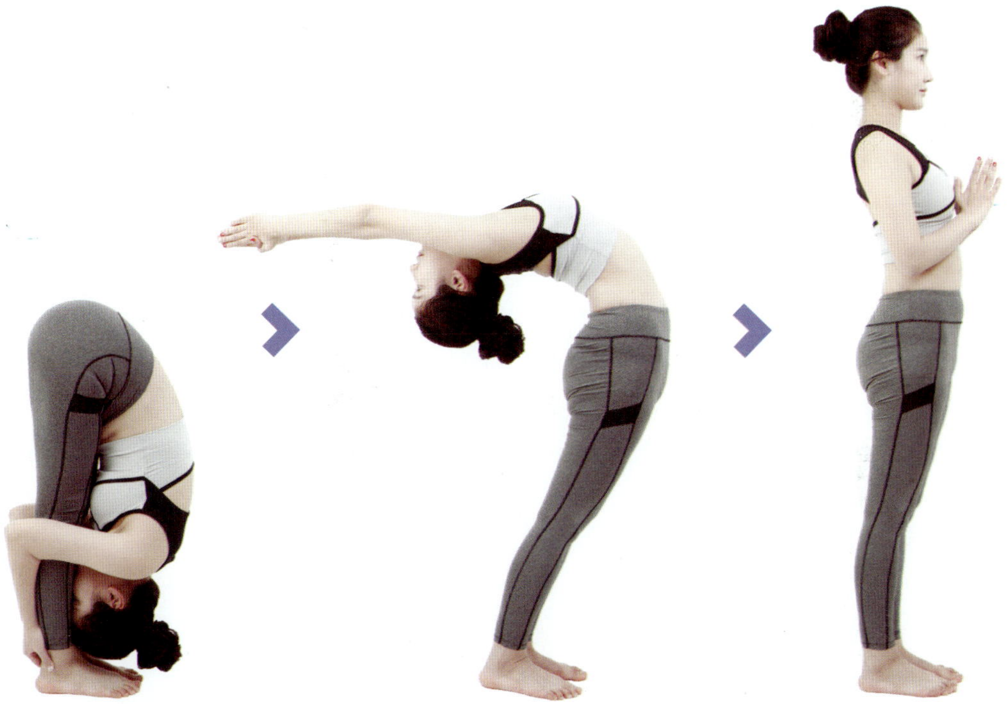

❿ 回到步骤③，上身向前向下弯曲至极限，保持姿势10秒。

⓫ 回到步骤②，双臂向后方用力，带动上身向后弯曲，保持姿势10秒。

⓬ 回到步骤①，山式站立，挺直脊柱，双手合十，眼睛平视前方，保持姿势10秒。

\提示/

>> 拜日式由12个动作组合而成，晨起练习，排毒调气的效果最好。

第六节 放松体式

恢复精力，找回身心平衡

瑜伽放松不是一种简单的休息。虽然看起来像在躺着或睡觉，实际上放松全身时仍要集中精神，通过舒缓的深呼吸来消除身体和内心的压力与紧张感。放松练习可以实现肌肉、大脑及内在器官的放松，在短时间内让精力恢复。在剧烈的瑜伽体式之间穿插婴儿式等放松练习，可以为身体补充能量，有助于练习者更好地从瑜伽练习中受益。

婴儿式

练习瑜伽能充分调动平常使用不到的肌肉，所以会伴随一定的疼痛，但这种疼痛是矫正僵直的身体、找回身体平衡的正常现象。练习时若感觉身体不适或疼痛，做放松动作就能有效缓解疼痛。完成高难度的瑜伽动作后进行婴儿式放松，可以稳定呼吸和脉搏，使身心得到舒展。而且做了放松，练习下一个动作时，身体更容易保持放松状态。

双腿并拢，跪坐在地上，上半身前屈，腹部贴到大腿上，额头贴于地面。双手掌心朝上，放在脚部两侧的地面上。臀部向下压，不要离开脚跟。放松全身，保持有规律的自然呼吸，解除肌肉疲劳。

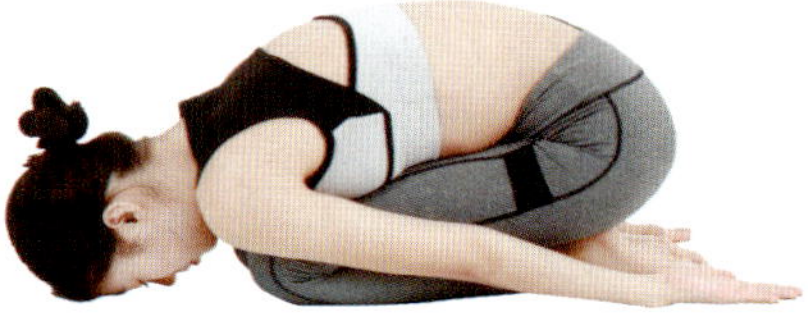

摇摆式

以背部为中心的摇摆式放松，可以有效按摩和强壮背部、髋部与臀部，充分放松僵直的背部并促进身体血液循环；同时有助于放松胃部和腹部区域，消除腹中气体。

仰卧，双腿并拢屈膝，双手十指交叉环抱住双腿，将双膝拉近胸前，身体前后摇摆按摩背部。保持有规律的自然呼吸，前后摇摆6次为1轮。重复做10轮。

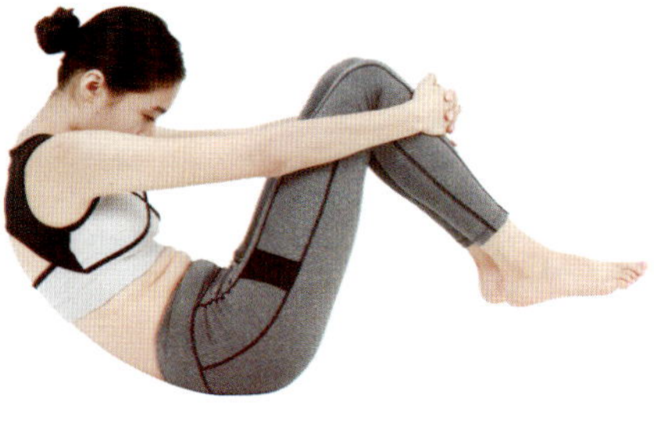

鱼扑式

这个姿势可以稳定呼吸，放松双腿神经，缓解坐骨神经痛；有助于血液回流至心脏，迅速缓解身心疲劳；还可刺激消化系统，缓解便秘。

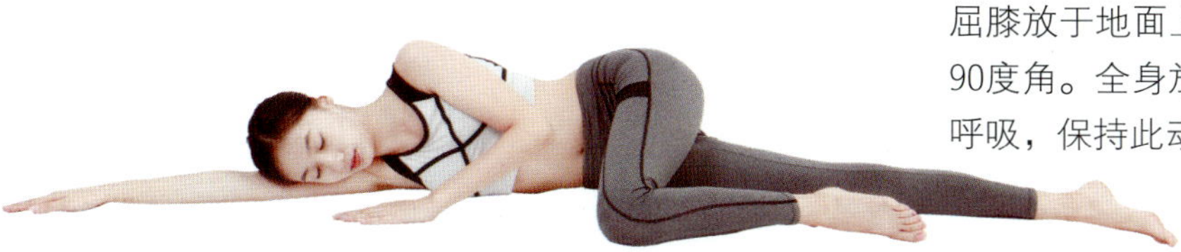

身体取右侧卧位，右臂伸直，头部枕在右臂上，左臂自然弯曲放于身体前侧的地面上。右腿伸直，左腿屈膝放于地面上，左大腿与右腿呈90度角。全身放松，做舒适的腹式呼吸，保持此动作5～10分钟。

卧英雄式

这个动作可以放松身体各部位的关节，促进全身气血循环；消除积聚在身体里的乳酸，扫除肌肉紧张和疲劳，尤其适合有腰痛和生理痛的练习者。练习中若身体某个部位感到疼痛的话就慢慢起身，把毯子放在臀部下，保持英雄坐的腿形，坐在垫子上。

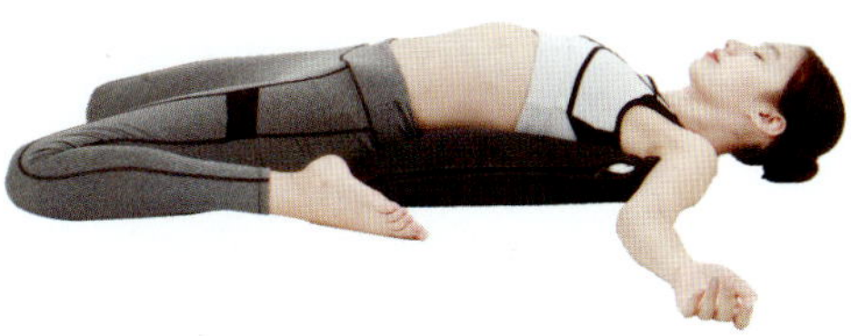

把靠垫放在瑜伽垫上，高度不够可以再用毯子加高，自行调节到感觉舒适的状态。跪坐，双脚放到臀部两侧，尾骨上方和背部放在靠垫上，膝盖贴地，双臂平放于身体两侧，头部放松。伴随舒适的腹式呼吸，保持此动作5～10分钟。

鱼式

此动作可以缓解颈部和背部疲劳，有助于净化支气管和肺部。做动作时深呼吸能让脊椎的每一节都得到伸展，肺部扩张，呼吸变得顺畅，血液流动加速，大脑会更清醒。如果背部和腰部感到疼痛，可以在背部和瑜伽垫之间放上靠垫或毯子，高度根据需要调整。

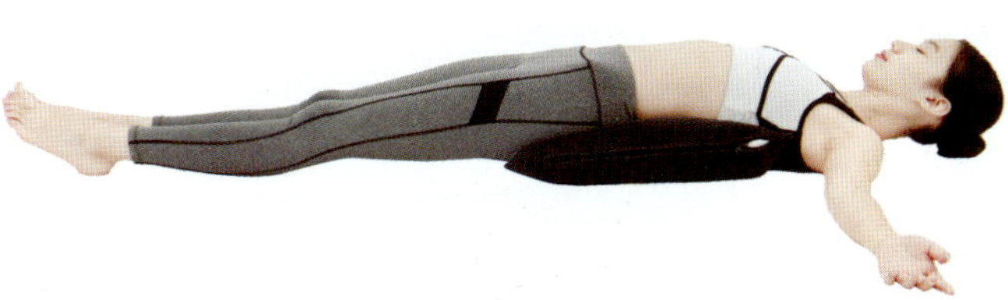

将靠垫放在瑜伽垫上，坐在离靠垫一拳的地方，慢慢躺下，尾骨上方和背部都要在靠垫上。双腿并拢伸直，双臂水平放下，放松头部，头顶放在地面上。伴随舒适的腹式呼吸，保持此动作5～10分钟。

第七节 冥想疗法

以静为主的身心介入法

冥想疗法主要通过运用意识调节身体的阴阳平衡，从而增强体质。经过长时间的冥想修炼，可以消除导致身心不适的精神压力，缓解各种病症。冥想作为一种自我心理疗法，很适合处在生活压力下，身心疲惫、情绪不稳定的人练习，有助于培养平静的心态，让意识更好地控制身体，从而使身心更健康。

语音冥想

练习瑜伽冥想，应该在安静且空气较新鲜的场地。练习时选站姿、坐姿、跪姿、躺姿皆可，以自我感觉舒适为宜。但从生理角度讲，躺姿和坐姿是最理想的瑜伽冥想姿势，更有助气血循环，让身心更快进入半休眠状态。说到瑜伽冥想，效果最理想、使用最广泛的就是语音冥想了，它又被称为“曼特拉冥想”。在梵语里，“曼”是指心灵，“特拉”是指引开去，合起来的意思就是抛弃心灵上的种种不良情绪或思想。语音冥想可以配合提升生命之气的瑜伽呼吸法一起练习，会更有助于修炼者进入精神的更高境界。

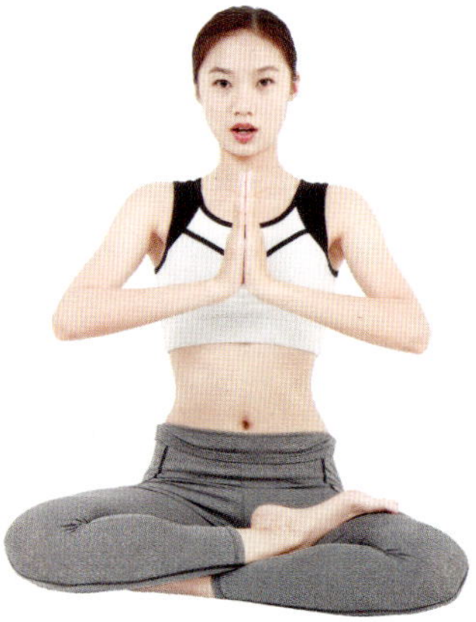

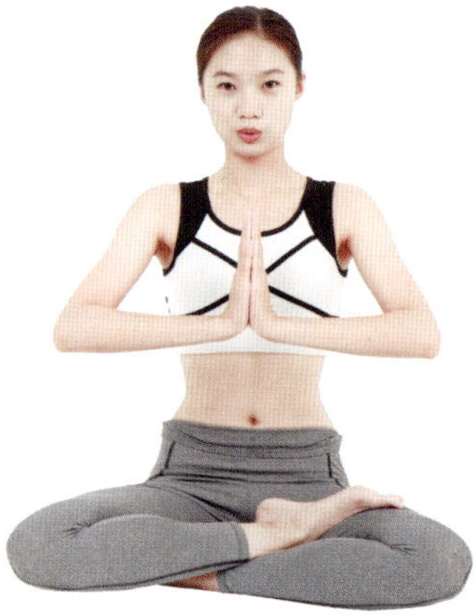

练习语音冥想时，可以采用一种舒适的坐姿，挺直脊柱，调整几次呼吸；再一次深吸气时，用深沉的声音念诵“O——M——”音。我们在练习时要高度注意自己的呼吸，每次发出的声音都要和呼气过程一样长，同时感受身体的每一个毛孔都在逐渐张开，声音也正逐步进入身心最深处，每次吸气都能感受到身体中有一种和平、安静的力量。此外，要至少念诵50次以上。为了更好地练习瑜伽冥想，可在练习时配上轻柔舒缓的背景音乐或梵音。音量不要过大，以能听清为标准。

烛光冥想

烛光冥想是一种重要的放松冥想方法，练习者通过凝视烛光和在脑海里捕捉火焰的影像逐渐进入冥想状态。坚持练习烛光冥想，可以使眼睛更明亮清澈，改善失眠、抑郁，并能加强记忆力与专注力。

1. 选择黎明或黄昏时做烛光冥想。在体位调息后、冥想前进行，空腹练习。
2. 开始烛光冥想前，先让眼球向上、下、左、右方向看，然后顺、逆时针旋转，每个方向转10次。闭上眼睛稍做休息。
3. 点燃蜡烛，使烛光高度和眼睛高度一样，可以平视烛光。
4. 选择任何一种舒适的冥想坐姿，眼睛与蜡烛的距离为一个手臂长。闭上双眼，放松全身，保持身体稳定，不要晃动；然后睁开双眼凝视烛心，不要眨眼和移动眼球，也不要太用力和紧张，这样会导致眼球不适。
5. 意念完全放在烛心上，保持凝视一段时间。当眼睛疲劳和湿润时，轻轻闭上双眼。
6. 注视停留在脑海里的烛光，如果烛光上、下、左、右移动，尽量使它固定下来；如果烛光渐渐变暗变弱，用意念使它恢复原样；如果看不见烛光，就再睁开双眼，注视烛心，然后再次闭上双眼，注视眼前的烛光。
7. 上述方法重复练习4次，完成后搓热双手按摩眼部。

注意事项

- 冥想时烛光要非常稳定，一定要注意眼睛不要过于紧张。不眨眼的凝视能力是要经过一段时间的练习才会得到提高。
- 练习者可能会流泪或眼睛有酸胀感，这是正常现象。如果感觉非常难受且无法集中精神，可以选择其他冥想方法。

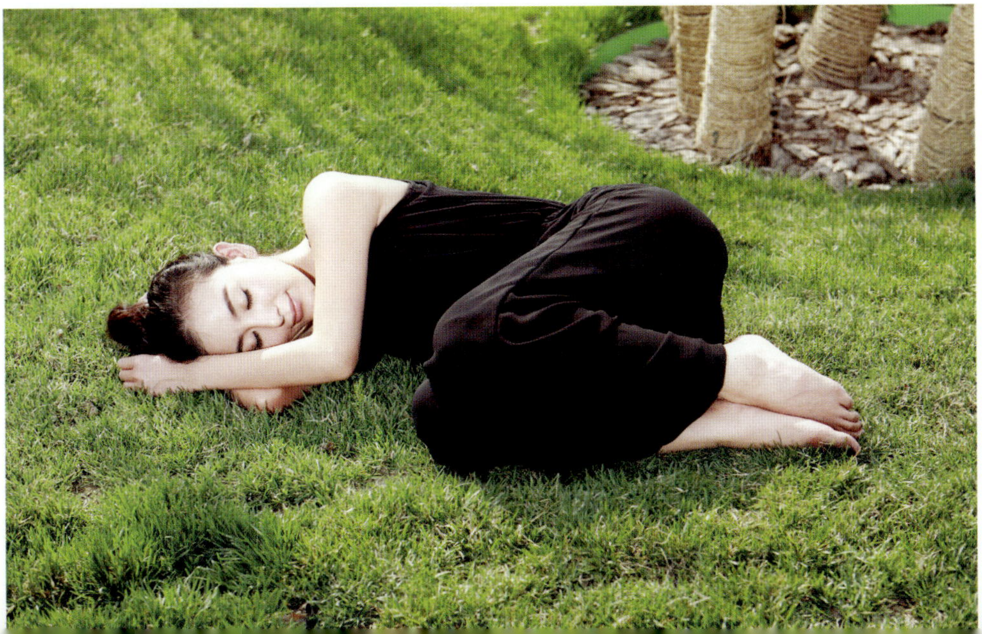

第八节 瑜伽手印

激活身心健康能量的修炼

在瑜伽体式及冥想的不同形式中，有很多种手印。在瑜伽理论中，练习手印对于呼吸控制和冥想都非常有帮助，有利于习练者达到瑜伽的高级境界，提升身体层面、精神层面的能量水平，提升感知能力、认知能力，进而有益于消除身体疾病，滋养心灵。

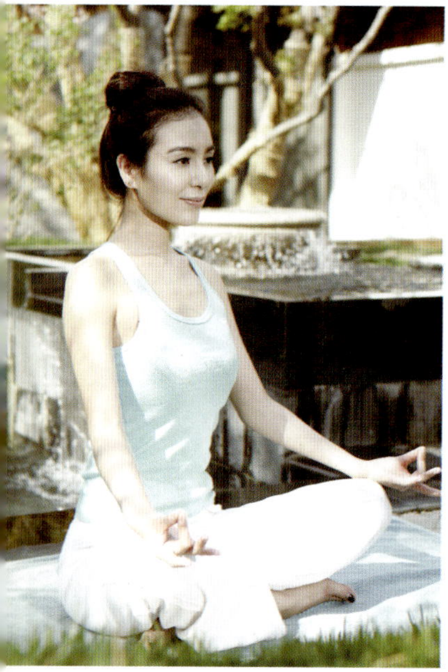

手印可以在坐姿、躺姿、站姿和行走中进行，适宜在任何时间和地点练习。

能量手印

这个手印有助于排除体内废物及毒素，养肝、健肠胃。坚持练习能量手印还能调节大脑平衡，让人更有耐心、提升自信。

选择舒适的坐姿。中指、无名指与拇指指尖轻轻相抵，不要施加任何压力，其余两个手指自然伸直。

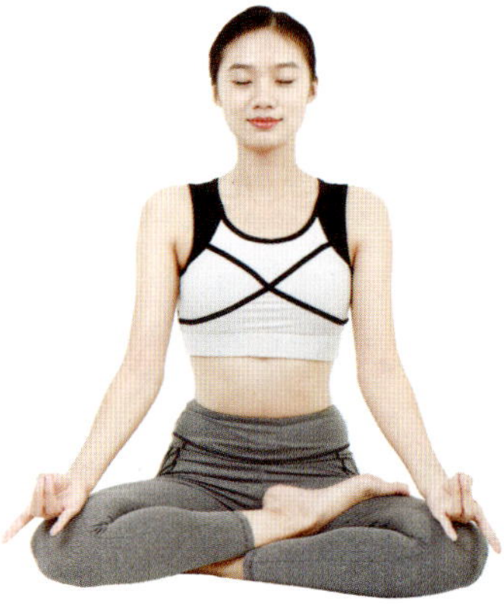

生命力手印

这个手印有助于促进身体新陈代谢、提高免疫力、增加活力。

选择舒适的坐姿。无名指、小拇指与拇指指尖接触，其余两个手指自然而舒服地伸直。

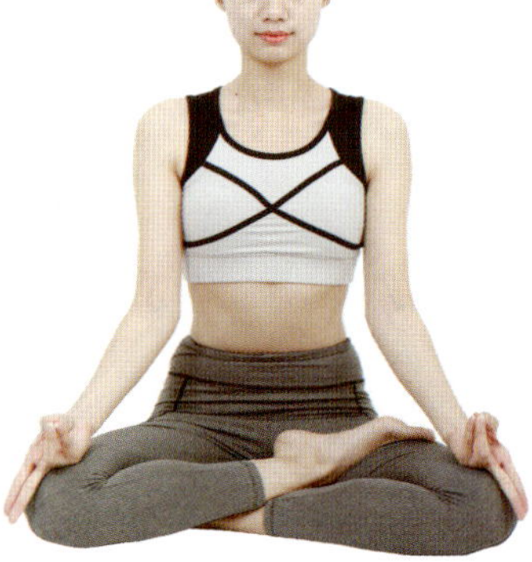

合十手印

这个手印能令身心沉静、平和，能使大脑更活跃、思维更清晰，有助于集中精神，提升专注力，提高工作效率。

双手合十并放在胸前，手掌之间要留一些空间。

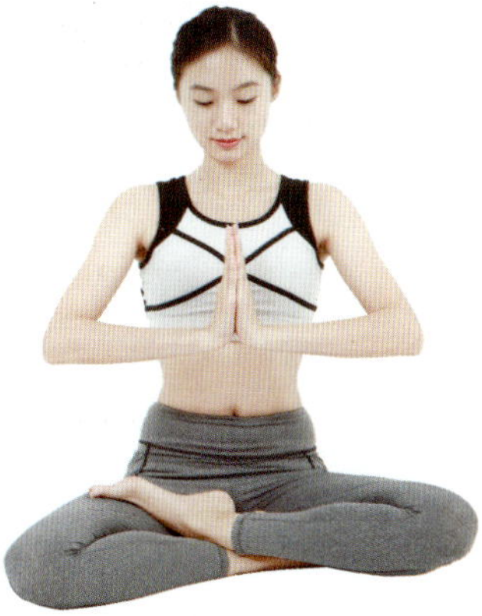

智慧手印

习练该手印对于忧郁及经常生气、压力过大的人有疏解效果。餐后练习 15 分钟，具有促进消化的辅助益处。

用食指抵住拇指的根部，其余手指自然伸直。也常会用拇指和食指指尖轻触的变式，使拇指和食指组成一个环。

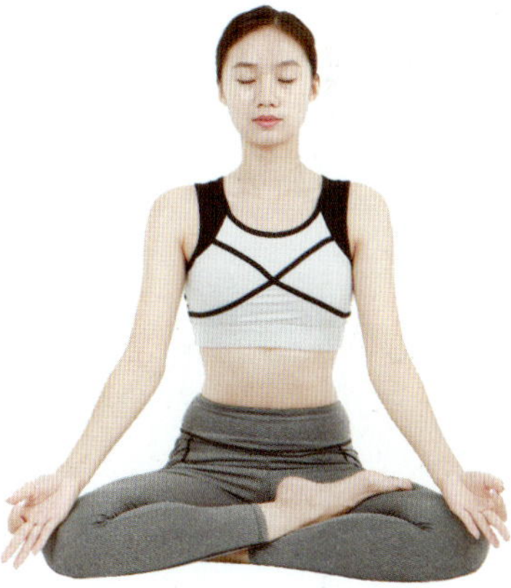

禅那手印

也叫冥想手印。这是一个经典的冥想手印。

练习时双手掌心向上叠放在一起，拇指指尖轻触，形成一个环形，然后将手轻放在脚踝上。

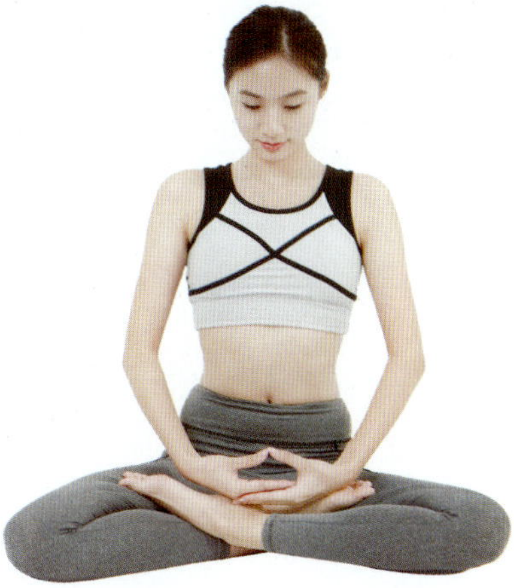

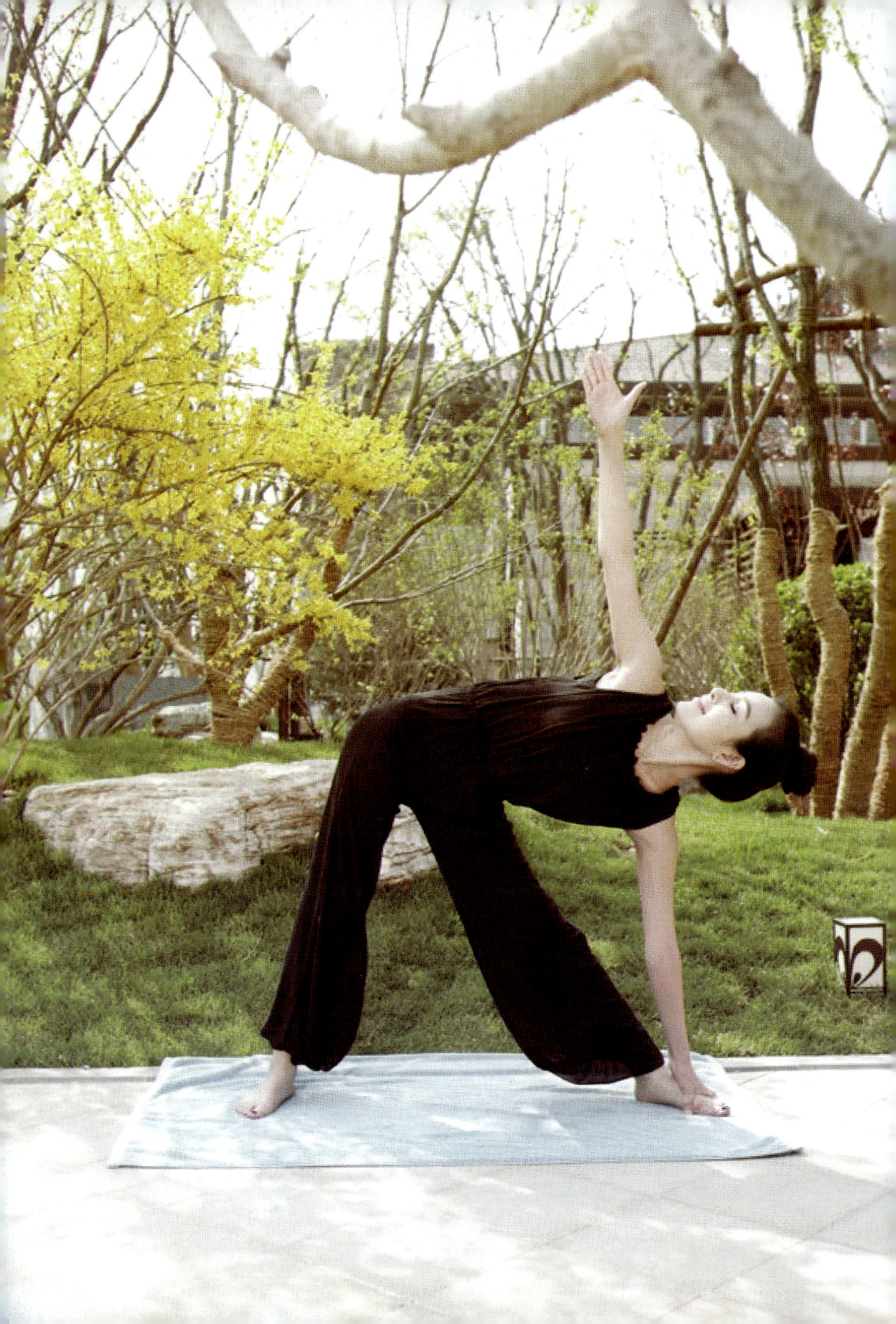

第三章

科学地控制身心力量

瑜伽体式练习技巧

瑜伽通过各种姿势对内脏器官起到按摩的作用，可强化生理机能，调节内分泌，增强人体循环系统、神经系统的功能，有效清除体内积累的废物与毒素，达到排毒减压的功效。

对于初学者来说，要把体式做到位很难。其实，体式练习有一些通用技巧，掌握这些技巧，练习起来就会得心应手。

第一节 瑜伽体式练习要点

将运动伤害降到最低

瑜伽体式是练习瑜伽的基础，它注重肌肉力量和肌肉柔软度的结合。做动作时配合呼吸的节奏，缓慢地伸展，才能真正达到练习瑜伽的效果。掌握体式练习的几个原则，才能在不受伤的情况下将练习效果最大化。

不要勉强做动作

练习瑜伽时动作做不到位，主要是因为身体启动了两大保护系统——肌梭和高尔肌腱器。当肌肉过度伸展时，肌梭感知到刺激就会通过中枢神经命令肌肉收缩，阻止被过度拉长。当肌肉张力过强时，肌腱内的高尔肌腱器会经由中枢神经命令肌肉放松，以避免肌腱受伤。所以，动作做不到位是因为身体没有做好准备，启动了自我保护系统来防止肌肉或肌腱拉伤。

很多人练习时受伤，通常是因为忽略了身体发出的警告，在肌肉采取自我保护后还强行拉扯所致。而且并非只有身体偏硬的人才要注意，身体柔软的人，如果练习前没有充分做好热身，或是高估自己而强行拉扯身体，也会出现拉伤肌腱的状况。

一定要缓慢地移动

练习体式时，无论是伸展、收回还是保持，一定要缓慢地移动，仔细聆听身体的感受，才能真正体会到练习瑜伽的好处。慢慢地做动作可以更及时地感知身体的反应，一旦感到疼痛、不适，可以马上停止练习，从而降低练习中受伤的几率。如果动作做得太快，就无法留意到身体发出的讯息。

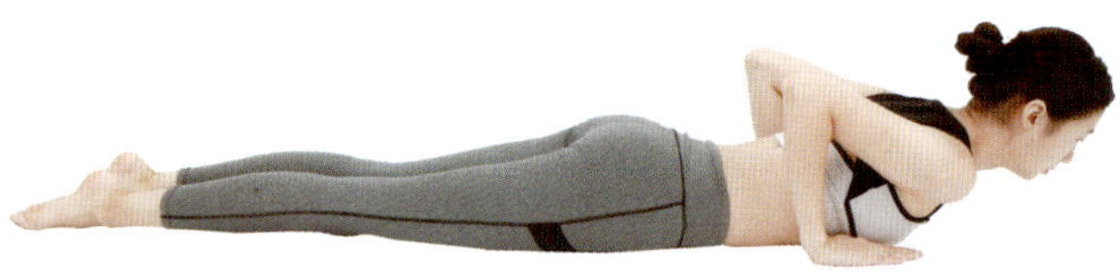

例如，做眼镜蛇式时，如果过快地伸直手臂，就有可能拉伤后腰，因为我们抬起上身要借助手臂的力量，往往会忽视背部抬起的程度。缓慢地后弯上身，做到肌肉拉伸极限时就会有所察觉，将上身放低一点，然后保持在这个舒服的高度上。缓慢地移动能让人专注在背肌的运动上，而不仅仅是靠臂力。

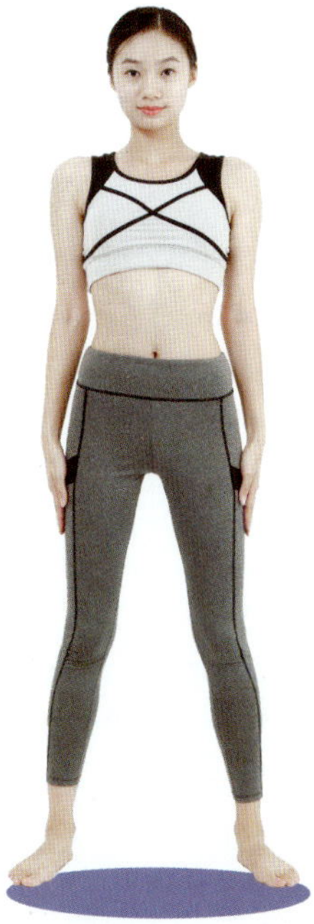

对于腹部凸出的练习者或孕妇，练习山式时必须将双脚分开同肩宽，确保体式的稳定性，之后再进行变化，才能避免关节受伤。

加大重心面积

腹部力量是稳定身体的基础。瑜伽体式能锻炼到腹部深层的肌肉，这些肌肉与脊柱、骨盆和肩相连接，保证上肢和下肢动作相协调。

很多人练瑜伽体式只做到摆好姿势，但身体稳定性却没有达到，这就需要加强关节的稳定性。比如基本起始和结束动作山式，双腿并拢站直时，身体底面积较小，这样就容易重心不稳。将双脚打开与肩同宽，身体重心落在双脚之间，重心面积加大，身体就更稳定。

练习瑜伽时，如果身体中心线与地面垂直，做动作时身体就会很省力。而一旦身体偏离中心线，就会失去稳定性。练习时要关节对准关节。如做手撑地的动作时，肩关节必须位于肘部与腕关节的正上方，三点呈一条直线，上肢的力量才能垂直于地面，手臂才能更稳定地做动作。

降低身体重心

身体稳定性也受高度影响，重心越低就会越稳。由于身体重心位于骨盆处，因此腹部柔软有力的人，在做扭转动作时既能充分运用腹部力量，又能很稳定地做动作。基本上重心越高的体式难度越大。所以，腹部力量不够好的练习者，可以选择俯卧的姿势来缓解脊椎压力，身体相对更容易保持稳定。

第二节 瑜伽体式的变化

变化式让练习更合理

变化式是根据练习者的身体条件、练习状态而产生的满足不同程度需求的调整体式。不同的瑜伽体式，其功效也有所不同。很多练习者初期很难一下子完成某些体式，其动作要领在不同身体条件下，需要进行变化，这样有利于循序渐进地让身体适应动作强度。

一个体式的多样化

瑜伽体式有很多变化，基于一个基本体式，通过改变高度、重心就可以变化出更多姿势，锻炼身体不同的部位。如下犬式，通过改变身体重心与骨盆高低位置，此式可以变化出不同的体式。其中坐姿变化式，由于身体重心离地面最近，相对来说是最稳定的。

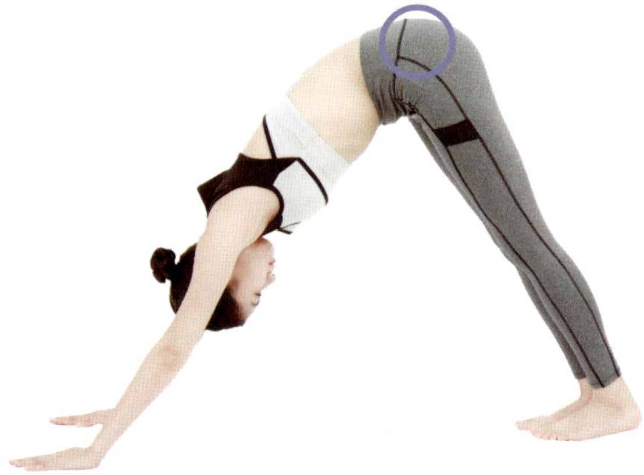

下犬式以髋关节为轴心，手脚撑地，臀部高高向上抬起，背部与腿部延长伸直。如果腹部力量不够，就会出现拱背、缩肩或手臂无法伸直的现象，导致身体重心前移至肩膀部分。长时间支撑容易使手腕受伤，还可能造成肩膀、手臂粗壮。

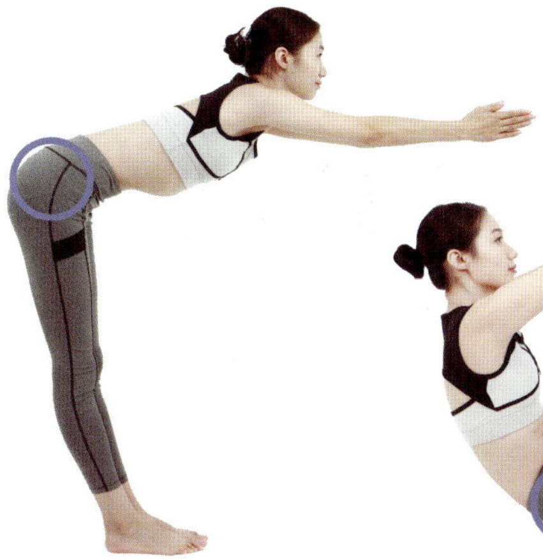
站姿体前屈式

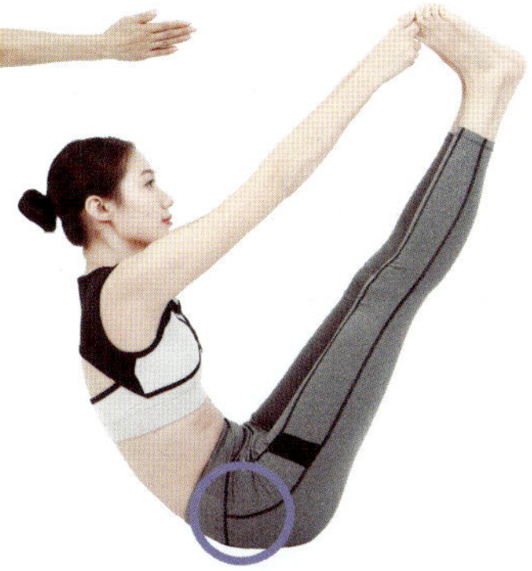
直立腿伸展式

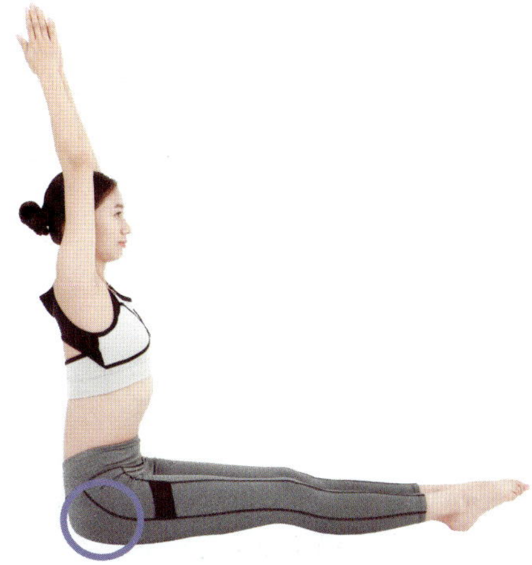
坐姿体前屈式

变化式的连贯配合

某些瑜伽体式初学者一开始很难完成，如抱膝体前屈式。很多人做这个姿势时会感觉很难受，腿痛乏力。这时可以选择做变化式。

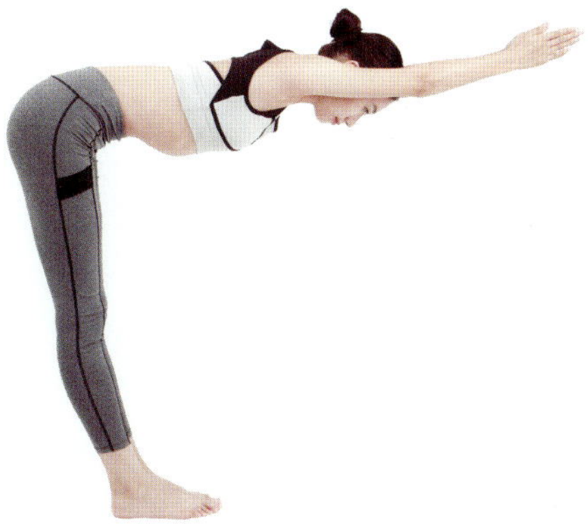

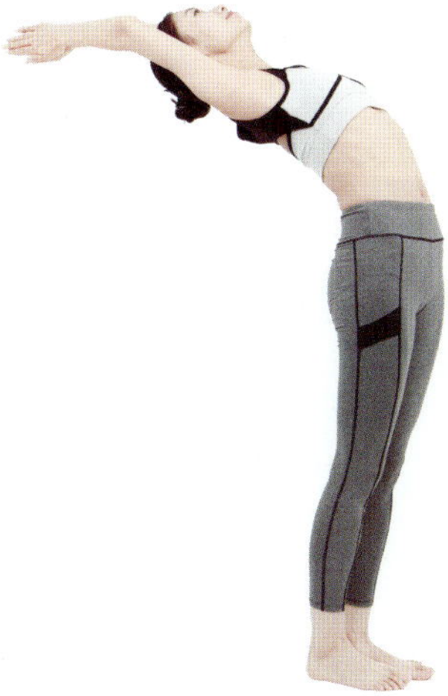

1. 首先，前屈不要直接下腰到位。由于平常缺乏锻炼或其他方面的原因，如气血循环不畅，部分练习者下弯腰时会感觉腰部酸痛，这时可以采取直角变化式。如果直接下腰抱膝不仅无助于身体的改善，更可能因为强行练习而受伤。

2. 完成直角式后，收回身体，进行适度的后仰。后仰不是反方向收回动作，而是扩展腰部活动范围，使循环更畅通，有助于进一步增加下弯角度，加上第一步对酸痛感有了认知，可以更好地控制下腰力度。

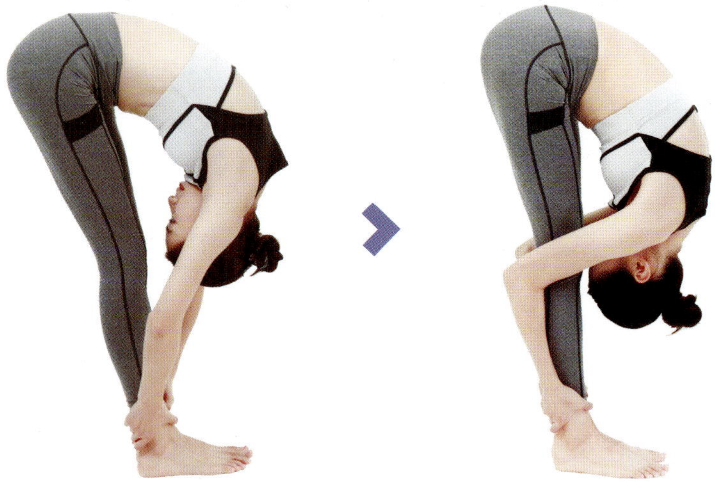

❸ 继续下腰时，人体就能自我控制，克服刚开始控制身体的阻力问题。腰椎有问题的人，可以稍微弯曲膝盖完成抱膝，在膝盖弯曲的状态下，尝试慢慢地挺直腰部，不要刻意用力。可以渐进完成抱膝的练习者，需要进一步加强呼吸及腰腿力量，使下腰的力度更具主动性。

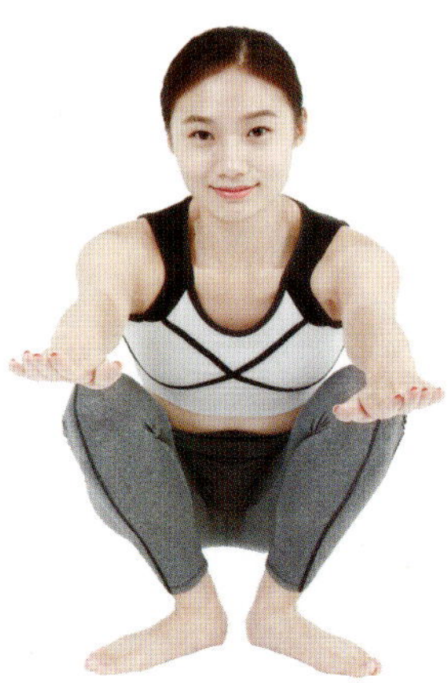

❹ 抱膝完成后，不要直接起身。强制起身容易损伤膝关节和腰椎。这时练习下蹲变化式就能解决问题。这是因为抱膝拉直腿部后，通过弯曲腿部来衔接，可以释放压力。如此形成一组连贯的训练：身体前屈→做直角式→收紧腰腹→深呼吸→起身后仰→进一步前屈→完成抱膝→下蹲→起身。

第三节 瑜伽体式练习技巧

解析不同的瑜伽动作

瑜伽体式的变化幅度较大，看上去很缓慢的动作，其实对身体各个系统、肌肉、关节的协调性都是一个考验。如果只是姿势对了，但是重心不稳、脊椎歪斜、肌肉用力过度、头转得太厉害、呼吸没有配合上，都会对身体造成伤害。

前屈体式

前屈体式能深层按摩腹部脏器，缓解胃部疼痛，强健肝脏、脾脏和肾脏，帮助内脏排毒。练习前屈体式能充分拉伸背肌，使脊柱神经恢复活力；同时可伸展臀肌、大腿后侧肌群。

前屈体式看似简单，要做到位其实很难。很多人做不到前屈是因为大腿后侧肌群太紧，一旦肌肉过度伸展，肌肉就会马上收缩使膝盖弯曲，以保护大腿后侧肌肉不被拉伤，这就是人体的牵张反应，也是造成身体前弯时膝盖无法伸直的原因，如果拼命伸直会损伤股四头肌。而且大腿太紧就会过度拱背含胸，这样腰椎会承受过多重量；脊柱伸得不够直会影响前屈拉伸背部的效果，如果用力向下弯还会伤害腰部肌肉。

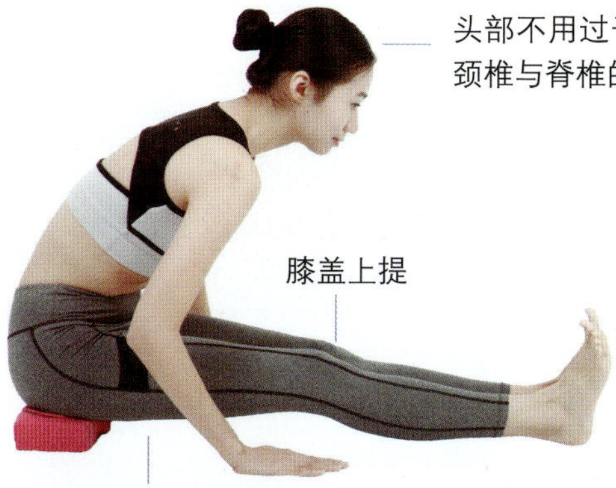
头部不用过于靠近膝盖，以保持颈椎与脊椎的延长拉伸
膝盖上提
勾脚趾
脚跟前推
拉伸大腿后侧肌群

后背与大腿肌肉很紧或肚子凸出的人，很难将身体向前屈。练习时可以坐在瑜伽砖上，帮助骨盆前倾，吐气时肚子要收缩，帮助拉伸整个背部与腿部后侧肌肉。

练习技巧

1. 从髋关节开始折叠。控制好髋部和腰椎的位置，从髋关节开始将整个上半身作为一个整体折叠。要做到这样的折叠，需要保持膝盖柔软微弯，这样大腿后侧肌肉就不会产生牵张反应。

2. 控制好重点部位。进入体式时一点点地收腹，这样能更好地支撑腰椎与脊柱。胸部在开始时要抬高，随后向下折叠到一半的位置，头和脊柱在整个过程中都要处在一条直线上，上身挺直去靠近大腿。进入体式后要把头低下来，下巴向前伸会影响腰椎的位置造成塌腰。

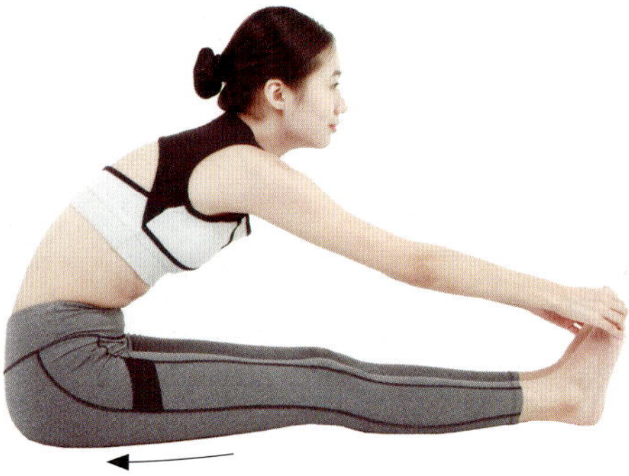

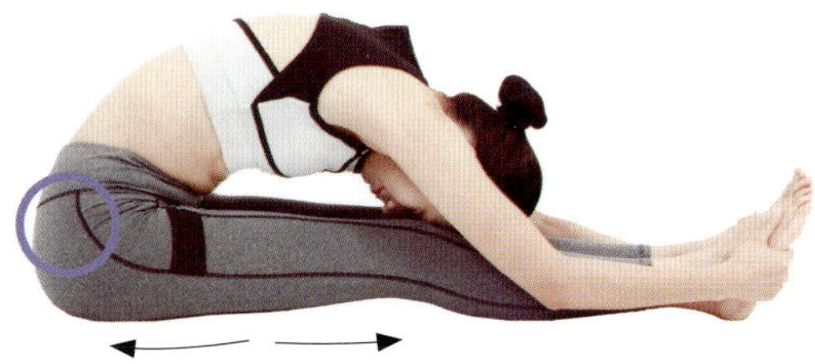

① 坐在地上，双腿并拢向前伸直，脚尖朝上。先不要过度绷直膝盖，慢慢呼气，一点一点地收紧腹部，脚跟下压，用力伸直膝盖，保持 3~5 个呼吸，使大腿后侧肌群协调地伸展。

② 头部向下，将脚跟向前推，慢慢从髋关节开始将上身前屈，大腿前侧肌肉用力伸展，使膝盖保持伸直的状态。

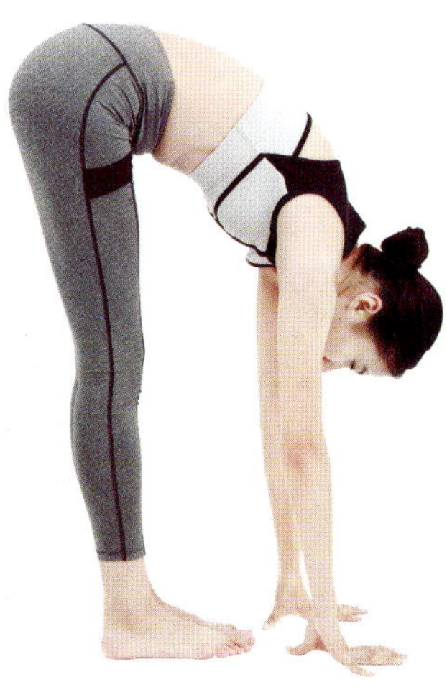

做站姿体前屈时，先稳定下身，吸气微微抬身拉长脊柱，然后慢慢呼气，收紧下腹部，一点点地让肚脐朝脊椎方向推进。稳定身体重心，从髋关节开始折叠，在深呼吸的配合下更深地进入前屈，慢慢地伸展紧绷的大腿后侧肌肉。这时要注意大腿、小腿、膝关节保持在一条直线上，关节对位才能避免膝盖受损伤。

扭转体式

扭转体式通过转动脊柱，可以有效挤压脊柱周围的肌肉群，加速身体血液循环，刺激神经系统，协调身体各系统器官的功能，有助于腺体和脏器排毒，并可使脊椎更灵活。扭转时保持腹式呼吸能有效按摩横膈膜，增加肺活量，提高血液含氧量。身体的转动还能挤压腹部器官，促进消化系统功能，有效改善消化不良和便秘问题。

练习技巧

1. 调整平衡。很多人在做扭转体式时向某一侧扭转时很吃力、向另一侧则比较容易，这是因为每个人多少都有脊椎侧弯的倾向，比如习惯用右手的人向左转更容易。扭转时如果加强易转一侧的强度或时间，会造成肌肉不平衡。练习中要仔细比较两侧的扭转程度，控制过度扭转的一侧，加强较弱的另一侧。

2. 伸展脊椎后整体扭转。扭转必须要在脊椎充分伸展的状态下完成。吸气，充分拉伸脊椎；呼气，收紧腹部、稳定重心，再进入扭转。身体扭转时胸椎、腰椎都要扭转，每一个椎体都必须转一点角度，如果力量集中在同一个椎间关节上就容易损伤脊椎。

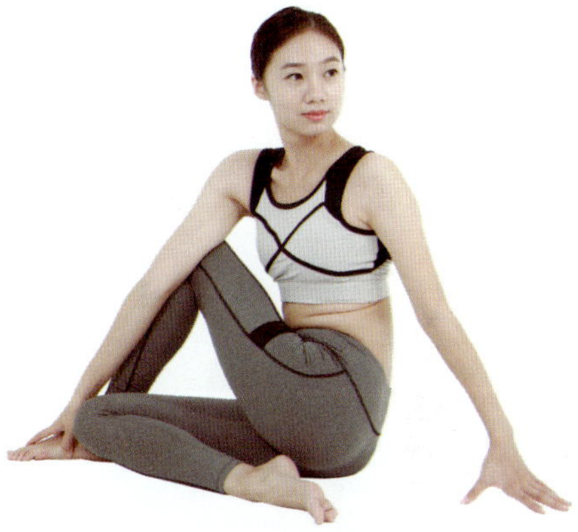

刚开始练习体式的人，会因动作做不到而产生放弃的念头，尤其是一些对身体柔韧性要求较高的体式，更容易让人气馁。扭转就属于这类富有挑战性的体式。站立前屈体式的终点就是把双手置于地面，而扭转则不同，扭转到哪里，没有一个固定的位置，通常觉得还有很大的空间可以扭过去，练习者会因觉得做不到位而困惑。其实，扭转的技巧不在于扭过头，而是使身体获得平衡。

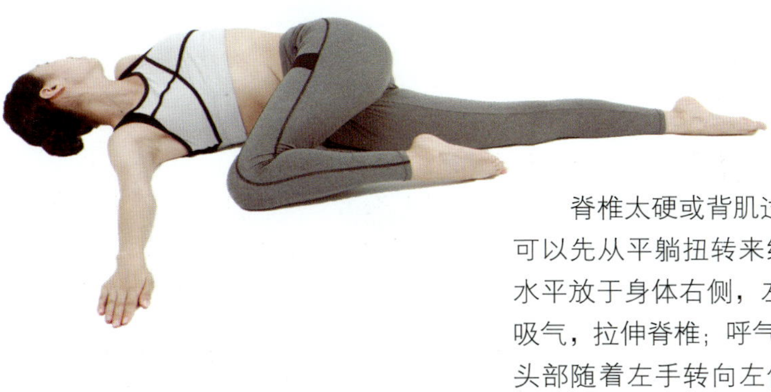

脊椎太硬或背肌过紧的人无法做到扭转动作，可以先从平躺扭转来练习：仰卧，双手掌心朝下水平放于身体右侧，左腿向右横跨，屈膝 90 度。吸气，拉伸脊椎；呼气，慢慢将左手向左侧伸展，头部随着左手转向左侧。脊椎扭转时，左膝不要离地。

后弯体式

后弯体式是瑜伽体式中不可缺少的练习。后弯的目的就是打开胸部。胸部太紧就会造成驼背、肩颈僵硬，通过后弯的练习可以打开胸部，给肺脏与心脏更多的空间，改善其功能。后弯还能调节人体神经系统，促进脊柱周围的血液循环，增强背部肌肉力量与灵活性。

练习技巧

1. 上提胸椎。后弯必须要伸展脊椎。很多初学者在做后弯动作时腰椎用力，练习后时常感到下背部疼痛，这是由于脊椎后弯力量主要作用在腰椎部分。要消除后弯的压力，必须充分上提胸椎，颈椎只要轻轻向后仰即可，这样可以给腰椎更多的伸展空间，使脊椎形成完整的弧形，避免压力集中在较弱的腰椎与颈椎上，预防颈背部疼痛和椎间盘突出。

2. 收紧背部肌肉。在进入后弯时，充分收紧背部肌肉，才能更好地支持脊柱。一般可以通过让尾骨向后翘来收紧下背部的肌肉。

大多数练习者大腿内侧肌肉相对薄弱，做后弯体式时会做不到位。如做弓式时，上身一抬起来，双脚就会形成外八字，这就是由于大腿内侧的肌肉力量不足造成的。这样会使大腿骨外旋，给腰骶带来压力。练习时，可以将脚尖内收，大腿骨主动内旋，使大腿内侧肌肉收紧，这样有助于消除后弯时对腰椎的压力。

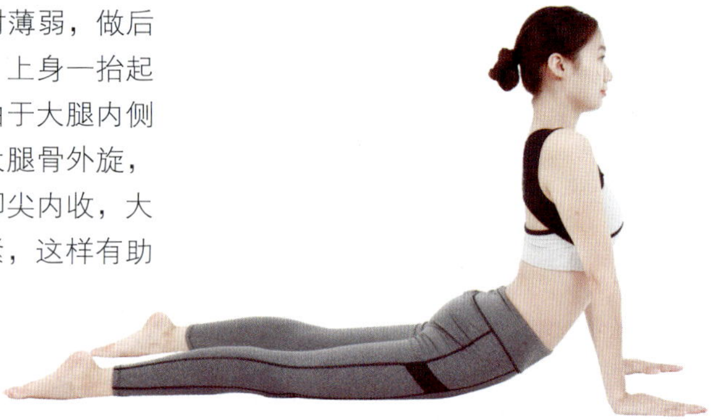

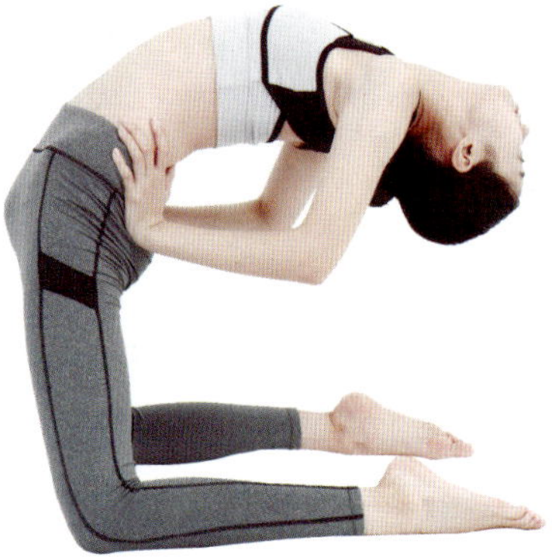

练习骆驼式时，脊椎力量不够的话，可以用双手撑腰的方式降低强度，不要过度做后弯的动作。因为用力压胸椎容易造成脊柱反弓，压迫胸腔空间，影响练习时的呼吸。因此，向后仰时要注意脊柱的伸展空间，适可而止。

第四节 瑜伽体式练习原理

真正理解并合理练习瑜伽

想要获得更好的瑜伽练习效果，除了体式与呼吸的练习之外，合理的体式顺序安排也起着非常重要的作用。然而很多人会忽视这个环节，只考虑如何增加动作强度。其实，按照适合自己的体式安排锻炼，不仅可以锻炼到身体的肌肉、骨骼、关节，还能从精神上变得健康，减轻压力。

体式的顺序

一般而言，瑜伽体式不存在每个人都通用的练习顺序。因为影响体式顺序的因素有很多，比如练习瑜伽时的环境及练习者的年龄、所处的阶段、练习时的身心状态等。所以每个人需要在练习中去感受体式顺序是否合理，找到更有效的练习方式。如练习下犬式与轮式，可以先将下犬式放在轮式前，再反过来练习，感受顺序调整对身心状态的细微影响。

不同类型的体式能对练习者身心产生不同的作用。如站立体式可以提升身心的平衡感，增强稳定性。即使是有难度的前屈体式，也有稳定内心的作用。后弯体式有助于消除抑郁。倒立体式能提升能量，使情绪更安宁。练习时应该根据各个体式的练习效果合理安排顺序。

虽然体式的具体安排因人而异，但是一些对提升功效有帮助的瑜伽体式练习原则是有必要遵循的。

下面是对练习有帮助的体式顺序安排原则：

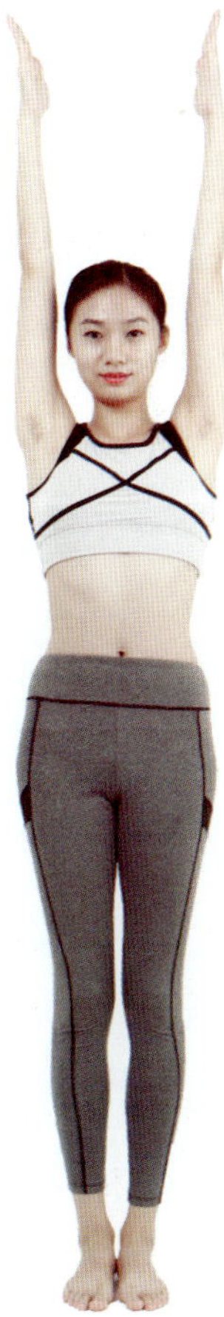

1.站立体式是前屈及后弯体式的良好准备。

站立体式能够增强身体的平衡感与稳定性，集中注意力，同时能锻炼腿部肌肉，增强脚踝力量，促进身体各部位的协调性。如山式站立、树式，常用于体式练习之前的预备式，可以促进全身气血循环，为接下来的体式练习打好基础。

2.下犬式可以作为所有体式的准备动作，也是屈体练习后的调整式。

下犬式几乎不受顺序限制。接在后弯体式之后的一个很重要的过渡体式就是下犬式。不过这时的下犬式做法与通常的做法有一些区别：双臂与双脚之间的距离都要比平时稍扩大一些。这样可以使背部保持平整不下陷，因而可以更好地放松肾脏区域。不过，为了松开腰椎，这时应该稍微让下背部向上弓起，这样就能感受到下犬式的放松效果。当然，不要在正常练习下犬式时弓起下背部。

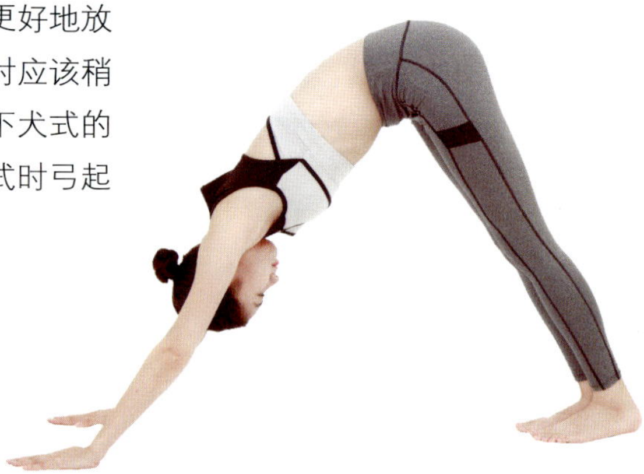

3.不要在冷却体式后紧跟着做提升能量的体式。

热身后，开始进入瑜伽锻炼的核心体式，身体自然会产生热量。这些热量将有助于促进和保持脊柱柔韧性，并提升活力，为锻炼做好准备，因而热量需要贯穿于整个锻炼过程中。一旦身体开始冷却，再练习增热的体式就会影响效果。这时应该慢慢从冷却体式过渡到休息体式。不过一个体式的“冷”与“热”不仅与动作本身有关，还与锻炼方式有关。比如，一般情况下头倒立式是一个增热体式，而肩倒立式是冷却体式，但是经过长时间的练习后，练习者可能会发现头倒立也比较放松，反而有冷却的效果。所以，要根据自身情况合理调整体式顺序。

通常提升热量的体式包括：站立体式、倒立体式、手臂平衡体式、后弯体式、扭转体式。

冷却体式包括：前屈体式，尤其是坐立前屈、束角式。几乎所有使用收颌收束的体式都属于冷却体式，如肩倒立式、桥式、犁式等。在锻炼这类体式后，不适合再做提升热量的体式，应过渡到休息式。

4.不要用会让身体积聚紧张感的体式结束练习。

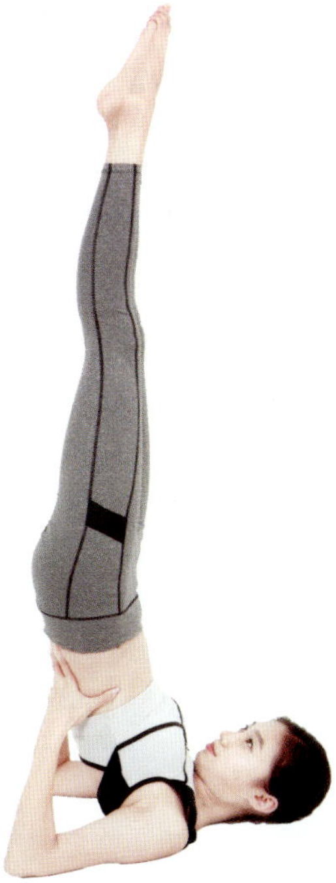

一般来说，在练习完深度前屈体式后，要做几个扭转体式来平衡并放松脊柱周边的肌肉。不过，最好不要以扭转体式结束锻炼，这样脊柱会留下一些不对称的拉伸。因此，如果将扭转体式安排在整个锻炼过程靠后的部分，在进入休息式前，应该做一个对称的体式，如轻度的坐立体前屈来消除脊柱积累的紧张感。比如，做完头倒立后，应适当安排肩倒立或其他类似体式来伸展颈部。桥式肩倒立、犁式等，都是头倒立之后可以选择的体式。

另外，一些反转的体式常会放在最后作为收尾的动作。因为经过强烈的伸展与深呼吸之后，体内积聚的部分毒素会通过皮肤排出体外。含有大量氧气和营养物质的血液能通过反转运送到心脏以上的部位，可以加快血液回流到心脏的速度。倒立的姿势也有助于缓解脊椎的紧张感，放松关节与内脏器官。之后再进行放松休息练习，就能进一步帮助身体排毒和净化。

体式练习的第一个环节不是拉筋

很多人在练习体式初期，常常会出一身大汗或哈欠连连，这是体力不足的表现。练习一段时间后虽然不会满身大汗，但是还会时常感觉浑身酸痛，这主要是由于身体肌肉缺乏力量造成的。在这种状况下强求柔软度或急于挑战做不到的动作，用的是拙力，不会有效果。所以，在身体力量跟不上的初级阶段，重点应该放在增强体力上。

动静结合练习体式

体式练习要“动静结合”，做完一个体式可以暂停下来消化吸收一下刚做的动作，同时也稍微放松一下。如果感觉比较轻松，就进一步再练习几次；如果感觉难以承受的话，就收回动作，练习其他体式。很多人在暂停下来保持姿势时，就保持身体不动，实际上保持不是静态的，而是“静中有动”，保持姿势时，要进行腰腹收束，让臀部、腿部的肌肉绷紧，配合缓慢有力的深呼吸，意识也要集中在呼吸的韵律与身体的细微变化上，承受身体的酸痛感，这样既有利于促进身体的气血循环，增强身体耐受力与柔韧性，还能找出身体僵硬、不够放松的部位。

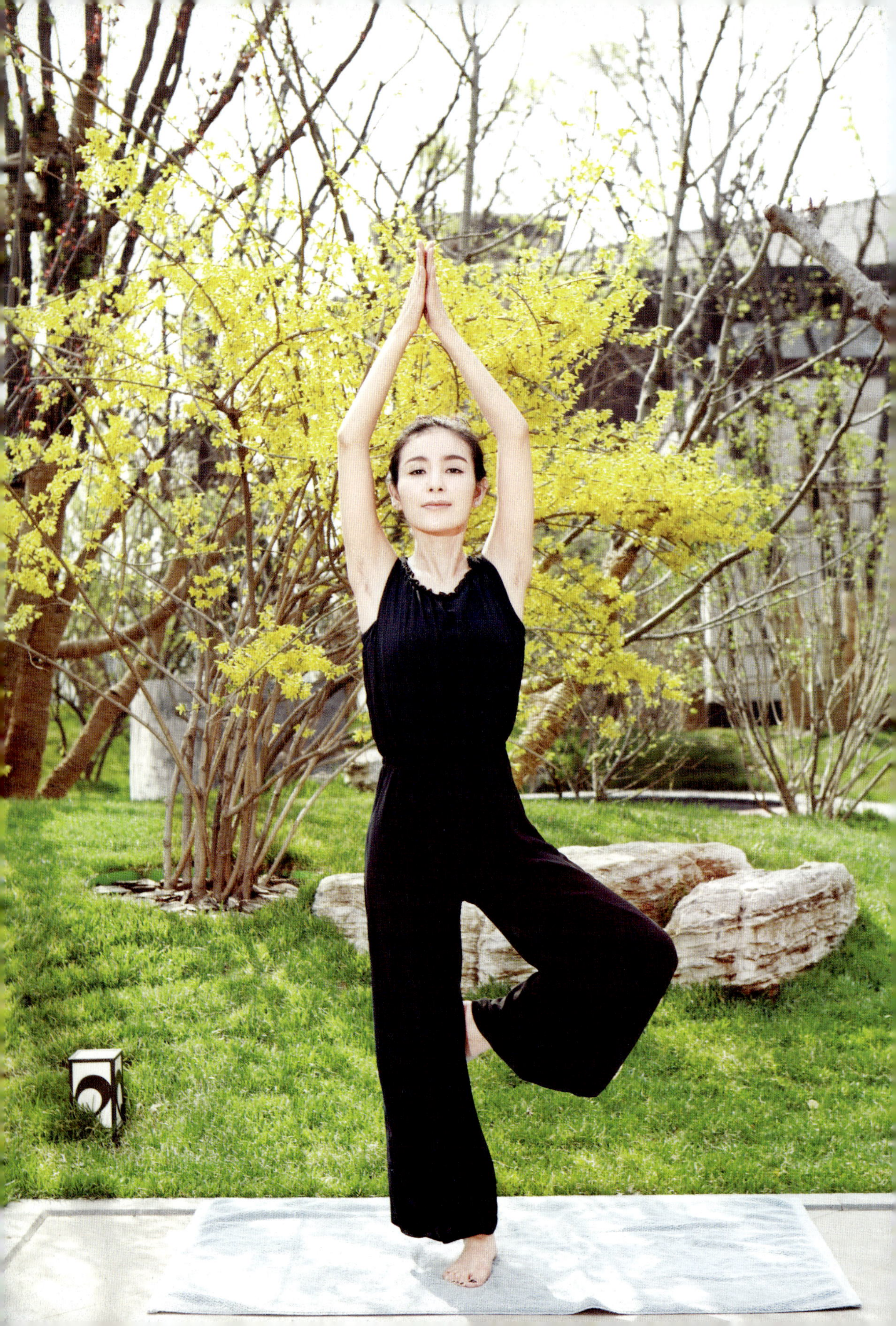

第四章

激活自身的排毒功能
脏腑排毒瑜伽

人体自身具有清除毒素、净化血液的能力，当体内废物积蓄过多或解毒排污功能减弱时，这些毒素就会堆积在各个脏器内，影响内脏器官功能，加速内脏器官的衰老。

通过练瑜伽可以调养五脏六腑，疏通经络，维持和加强人体自身的排毒功能，尽可能地把身体里的健康隐患消灭掉。

第一节 肝脏排毒

人体重要的解毒器官

肝脏是人体内脏中最大的器官，也是重要的解毒脏器。若肝胆不能及时排出体内毒素，会阻碍气血的运行，人的面部容易出现皮肤泛黄、色斑、黄褐斑等老化现象，还会产生不良情绪。如果经常感到脾气暴躁的话，可能就是肝功能失调、肝血不足、排毒不畅的表现。练习本节的瑜伽体式可以改善肝脏功能，调节气血循环，帮助身体排毒。

瑜伽体式 1. 坐姿侧弯式

呼吸方法 腹式呼吸　**练习次数** 5 次

坐姿侧弯式能通过身体的侧弯动作，滋养及按摩腹腔内脏，刺激肝胆经，加速肝胆排毒，放松身心；能拉伸腿部肌肉群，加强膝关节的柔韧性，缓解疲劳。

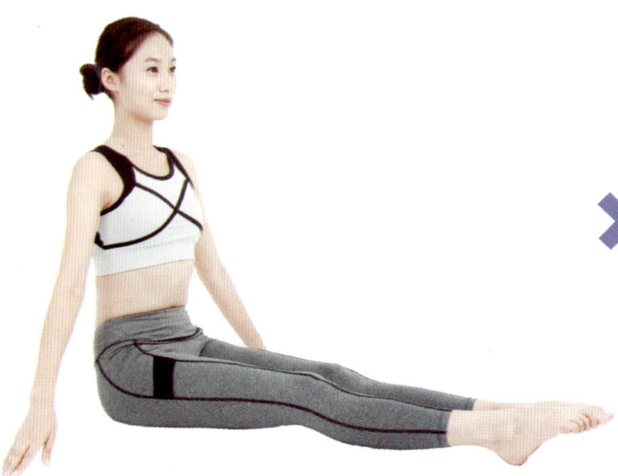

① 取山式坐姿，双腿伸直并拢，双臂自然垂放于身体两侧，眼睛平视前方。

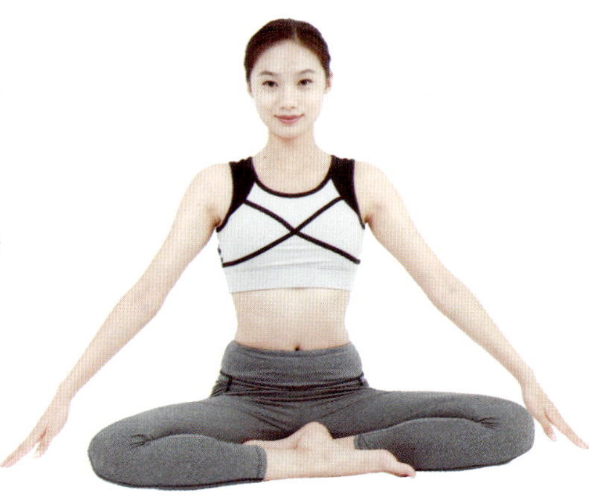

② 双臂不动，双腿盘成任意舒适的坐姿，调整呼吸。

\提示/

>> 上身向一侧弯曲时，膝盖应保持不离地。

>> 可根据自身情况，灵活调整身体弯曲的幅度。

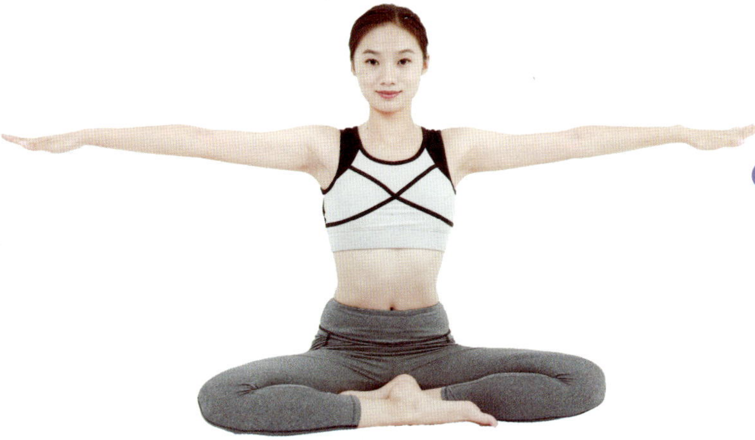

③ 深吸气，向上伸展脊柱，同时双臂向两侧打开至与肩齐高。

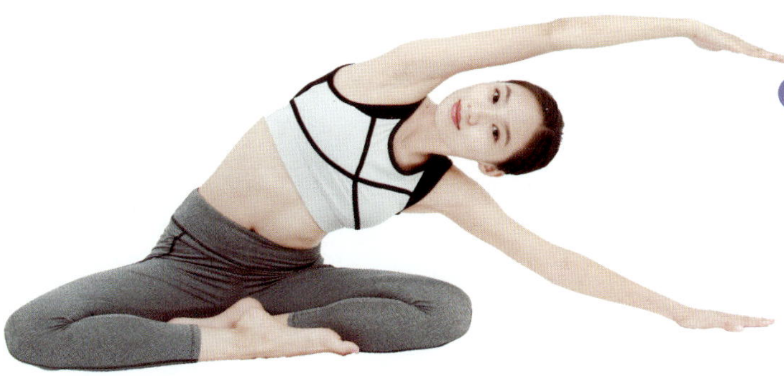

④ 呼气，保持双腿姿势不变，以腰腹部为轴点，上半身向左侧弯曲，左手扶住垫面，右手尽量去找寻左手的方向；保持姿势30秒。

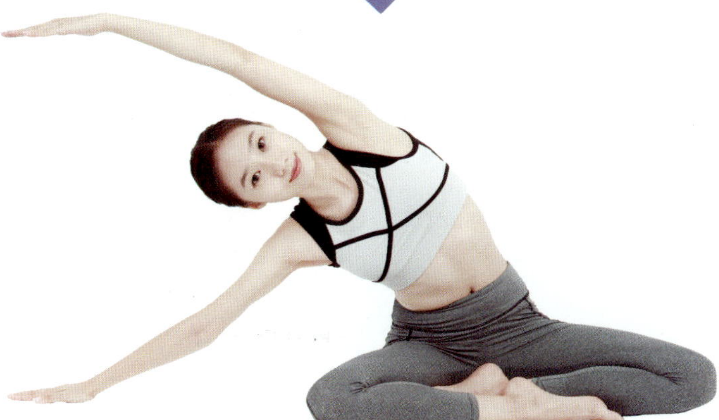

⑤ 身体回到正中，换另一侧重复动作；保持姿势30秒。

瑜伽体式 **2.**

蛙式

呼吸方法 腹式呼吸 **练习次数 4次**

蛙式能加速体内气血循环，刺激肝经，帮助排出体内多余毒素；能有效锻炼全身肌肉群，削减大腿区域多余脂肪，使腰腹部更灵活。

① 俯卧在垫面上，双腿并拢伸直，双臂置于下巴两侧的垫面上，调整呼吸。

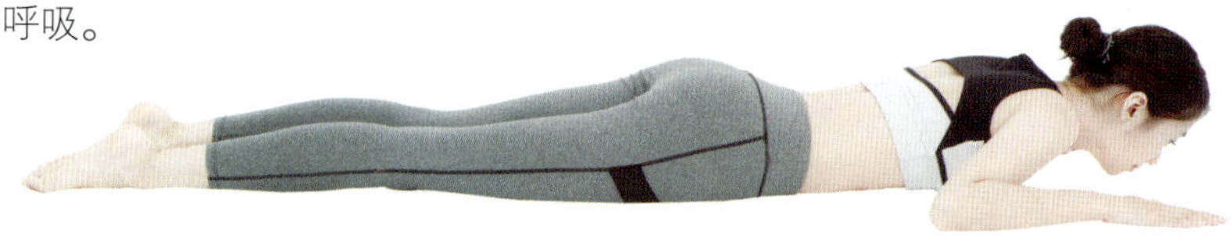

② 吸气，向上弯曲双腿，让双脚脚跟尽量靠近臀部，双手抓住两脚尖，保持身体平衡，头部保持不动。

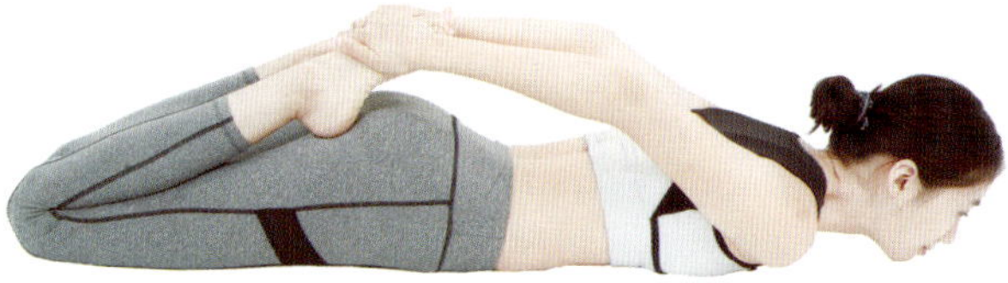

③ 呼气，双手向下用力按压双脚脚尖，同时向上抬高头颈部，感受上背部、腿部及腰腹部的挤压感。保持姿势20秒后，放平身体，全身放松休息。

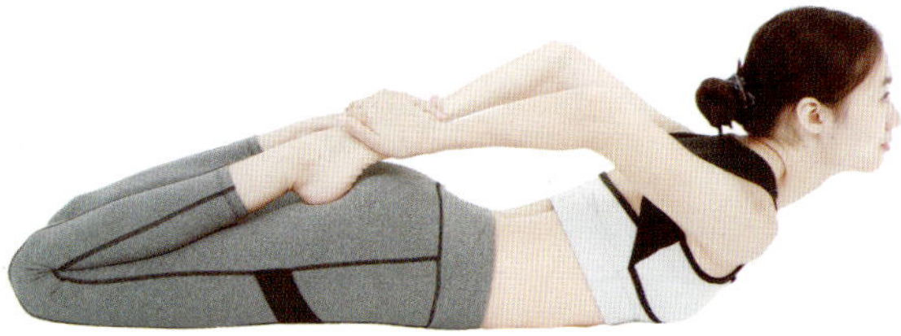

\提示/

>> 双手按压双脚脚尖时，双膝不要离开地面。

瑜伽体式 **3.**

门闩式

呼吸方法 腹式呼吸　**练习次数 5 次**

这个体式能充分拉伸腿部韧带，按摩腿部的肝经和胆经，使其更畅通，有助于养护肝脏。下压动作可以锻炼腰部两侧，按摩肝脏，促进排毒；同时还能灵活髋关节，矫正骨盆。

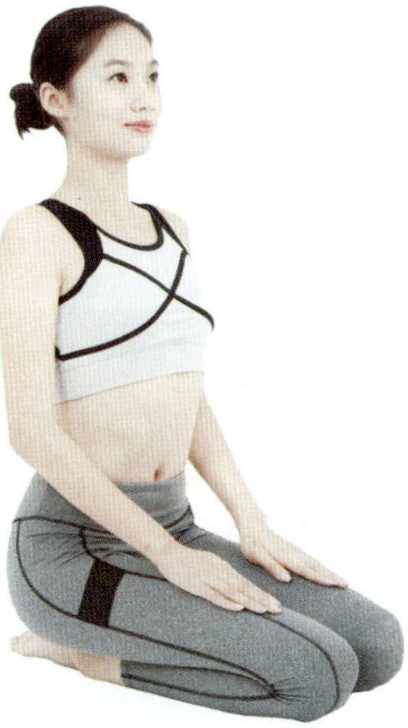

❶ 取金刚坐姿，上身保持挺直，双手自然垂放于大腿上，眼睛平视前方。

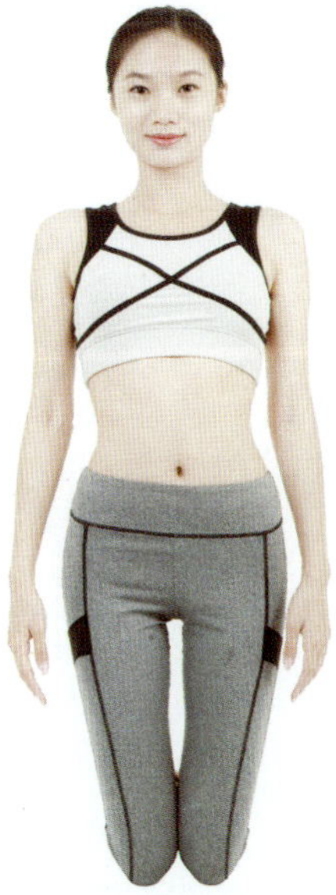

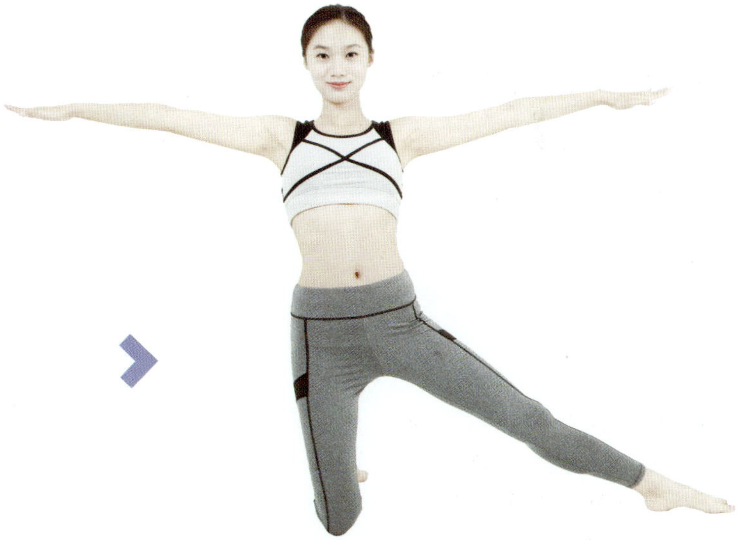

❷ 保持双臂垂于体侧不动，臀部离开脚后跟，大腿和小腿垂直。

❸ 左腿向左侧打开，然后伸直，左脚尖指向左方，与右腿膝盖在同一条直线上，同时双臂平举至与肩齐高。

❹ 上身向左侧弯曲，直到左手落到左脚脚踝处，右手指向天空，保持姿势20秒。

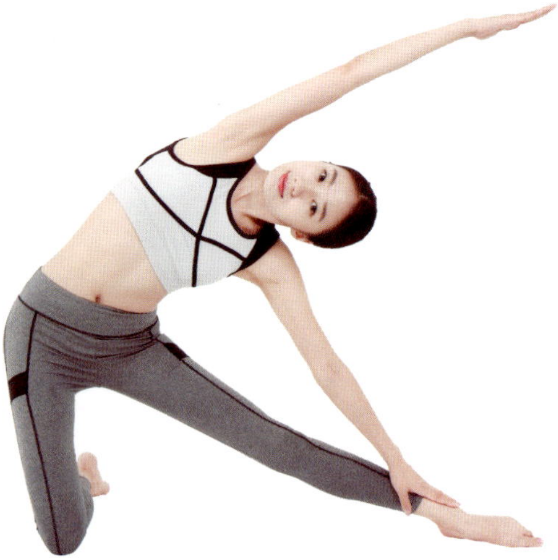

❺ 慢慢回到步骤②的姿势，换另一侧重复动作；保持20秒后恢复金刚坐姿，休息。

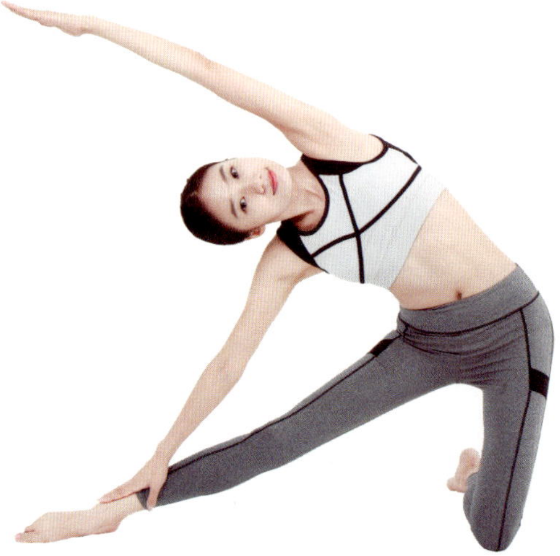

\提示/

>> 如果觉得这个动作做起来比较轻松，可在步骤⑤的动作上尝试继续将上身向一侧弯曲，直至个人极限。

瑜伽体式

4. 圣哲玛里琪一式

呼吸方法 腹式呼吸 练习次数 5次

这个体式可以充分扭转背部，舒展放松背部肌肉、背阔肌与脊柱周围的肌肉，保持脊柱的柔韧和健康，减轻轻微的背痛，调整背部整体的不平衡。做动作时，在扭转背部的同时收紧腰部，可以增强肝和脾的功能，并调节自主神经功能。

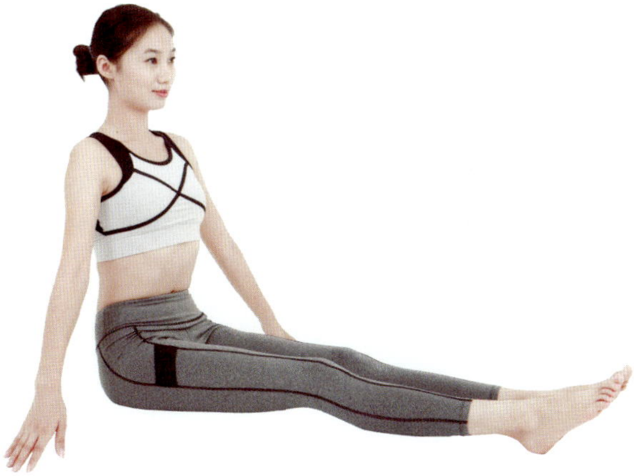

1. 取山式坐姿，双腿伸直并拢，双臂自然垂放于身体两侧，眼睛平视前方。

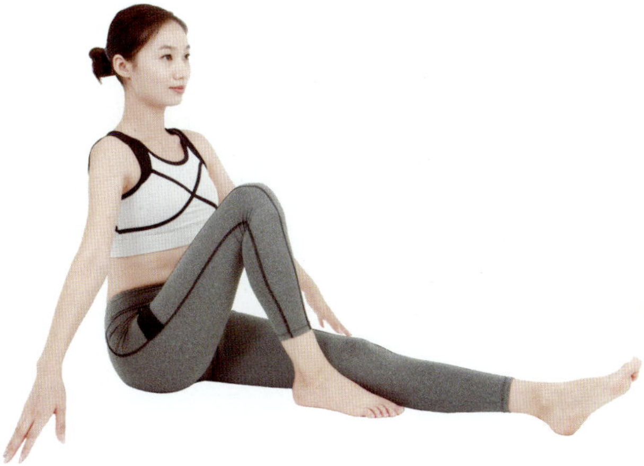

2. 保持左腿伸直的姿势不变，右腿屈膝，脊柱保持挺直。

\提示/

>> 练习时腰背要保持挺直，落在地面的腿尽量伸直。

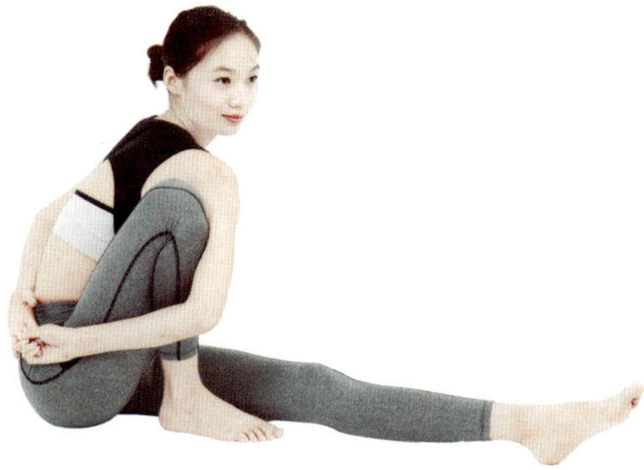

❸ 微微向前弯曲身体，右手从前至后环绕住右膝，左手贴住后背，双手在背后相握。

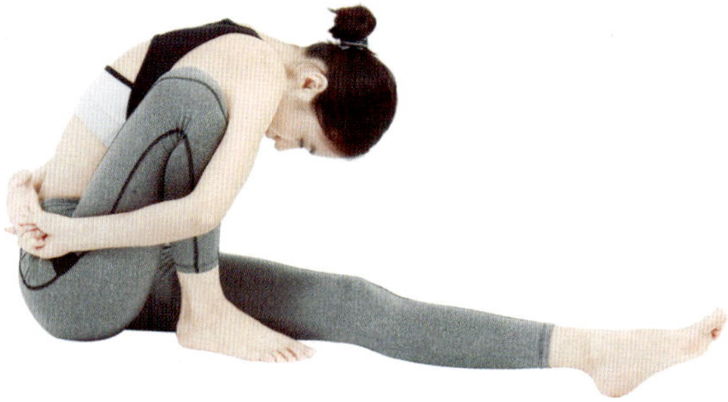

❹ 吸气，以腰腹部为轴点，双手及双腿保持不动，上半身向前俯至个人极限；呼气，姿势保持20秒。

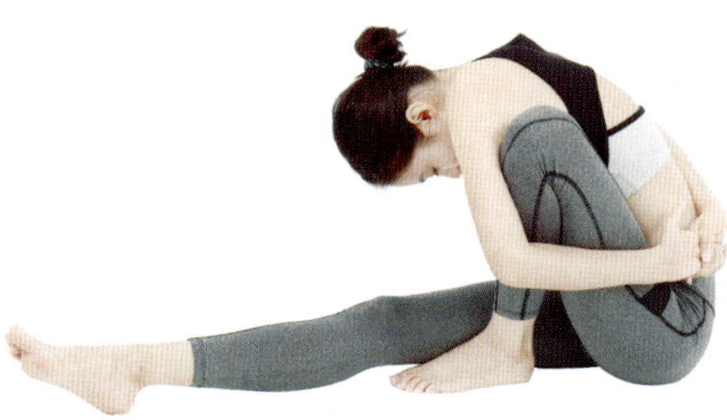

❺ 松开右腿及双手，休息片刻后换另一侧重复练习，保持姿势20秒。

第二节 肺脏排毒

容易积聚毒素的器官

肺脏是人体五脏中最脆弱的器官，相比其他四大脏器更容易积聚毒素。练习瑜伽可以提高肺活量，并及时排出带有浊物的呼吸道黏液，有效清除肺部累积的废物与毒素，加速肺部新陈代谢，达到排毒、清洁并强健肺脏的功效。瑜伽的肺呼吸法可以刺激淋巴系统，有助于排毒，还可增强身体免疫机能与抵抗力。

瑜伽体式 1.

鱼式

呼吸方法 自然呼吸　练习次数 5 次

鱼式能拉伸颈部的肌肉，改善颈部僵硬，消除肩颈疲劳，预防颈椎病；能促进胸部血液循环，锻炼肺功能，促进肺脏排毒。

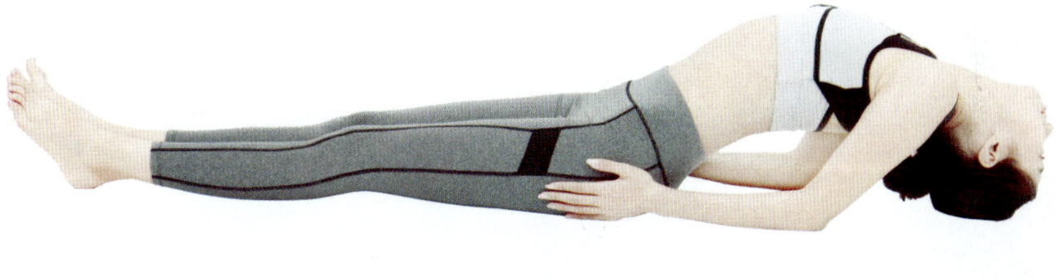

平躺于垫上，双腿并拢，膝盖伸直，脚尖朝远处延伸，双手放于身体两侧；手肘弯曲，用力按压地面，将头部、胸部和腹部挺起，使背部拱起，胸腔放松，头部后仰下垂，轻轻顶在地面上；将全身的重心放于手肘，保持深呼吸，扩展胸腔及腹腔；将思想集中于颈部，体会下巴、颈部和胸前肌肉的伸展；恢复时先将头部慢慢地抬起，背部缓慢地放到地面，然后抖动肩膀，消除肩部的紧绷感。

\提示/

>> 练习鱼式伸展的是上背部，不要将颈部往前顶，否则容易使颈椎受伤，十分危险。

>> 如果练习者无法将背部拱起，可以取仰卧姿势，双手往头部上方延伸，手心朝上，尽量停留即可。

瑜伽体式

2.

轮式

呼吸方法 腹式呼吸 **练习次数 5 次**

这个体式可以伸展胸腔，增加肺活量，有助肺脏排毒；能增强身体各关节和部位的灵活性和协调性，增强身体的力量、柔韧性和平衡性。

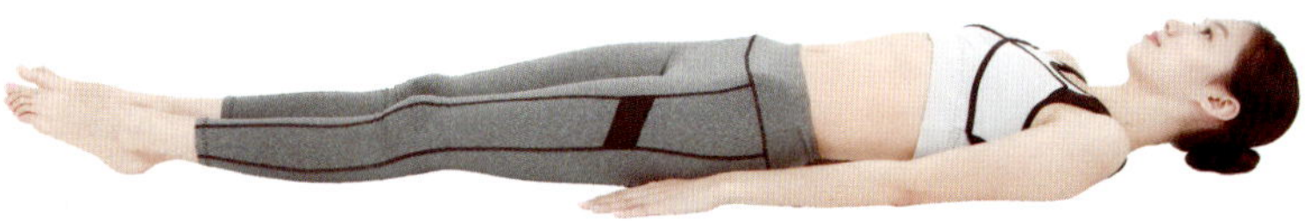

1 仰卧在垫面上，两腿伸直并拢，双臂自然放在身体的两侧，调整呼吸。

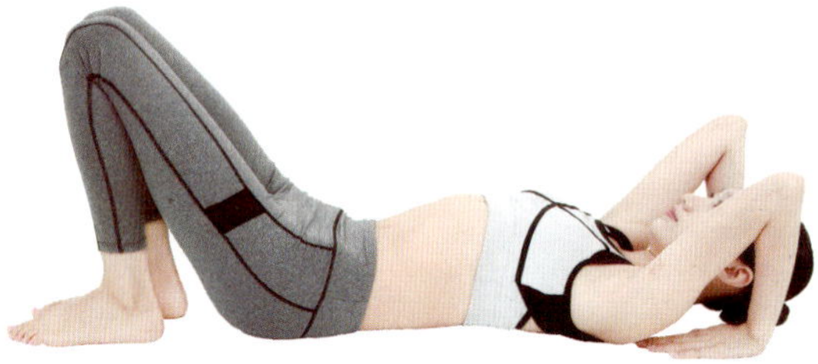

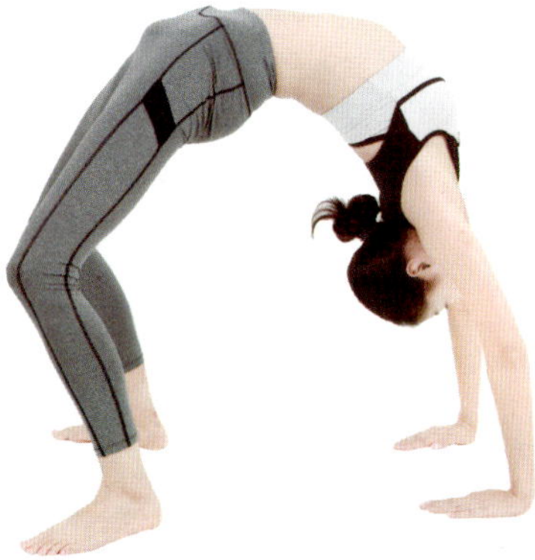

2 吸气，弯曲双膝，尽量让脚后跟靠近臀部。呼气，向头顶方向弯曲双手手肘，手掌放在肩胛骨下方，掌心在头部两侧贴地，手指指向双脚方向，手肘指向天空。

3 吸气，腹部及臀部收紧，向上用力抬高臀部和腰背部，双臂伸直，腹部抬高至个人极限；头顶指向垫面，眼睛望向地面；保持姿势10秒。

\提示/

>> 本体式对腰部力量要求较高，患有颈椎病、高血压、眩晕症的人，最好不要练习此体式。

瑜伽体式

3.

英雄式变式

呼吸方法 腹式呼吸 练习次数 5次

这个体式可以刺激腰部与腿部的肌肉，调整体态。通过练习可以让胸部充分伸展，有助于深呼吸，帮助肺脏排毒；还可以使情绪变得愉悦起来，消除不安。

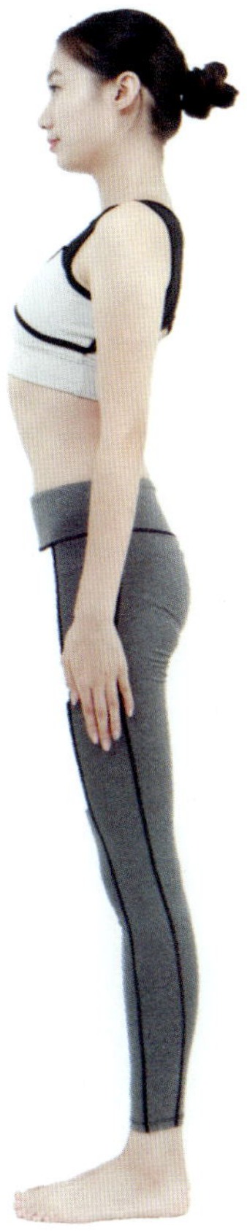

❶ 山式站立，脚跟并拢，脚尖分开呈V字形。

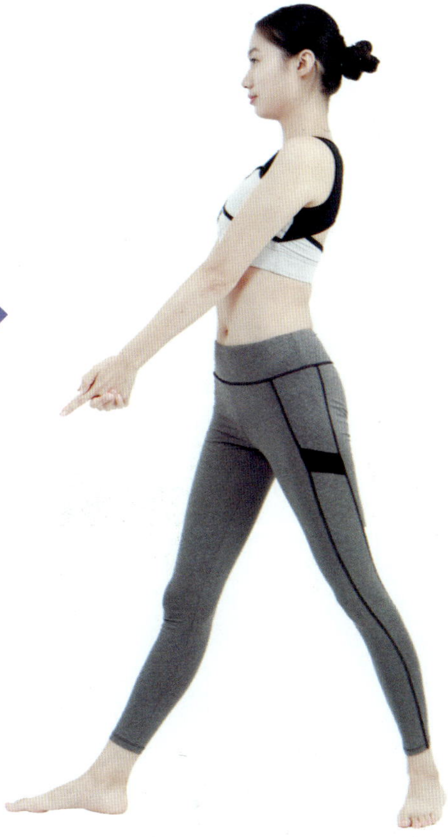

❷ 右腿向前迈一大步，左脚尖向外侧转90度。双手食指相对，其他手指相扣。

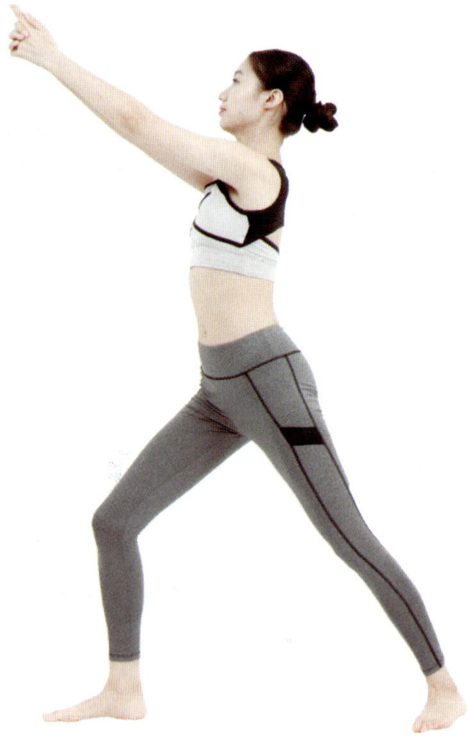

❸ 吸气，右膝弯曲，左脚脚跟不要离地。双臂伸直，向上抬起。

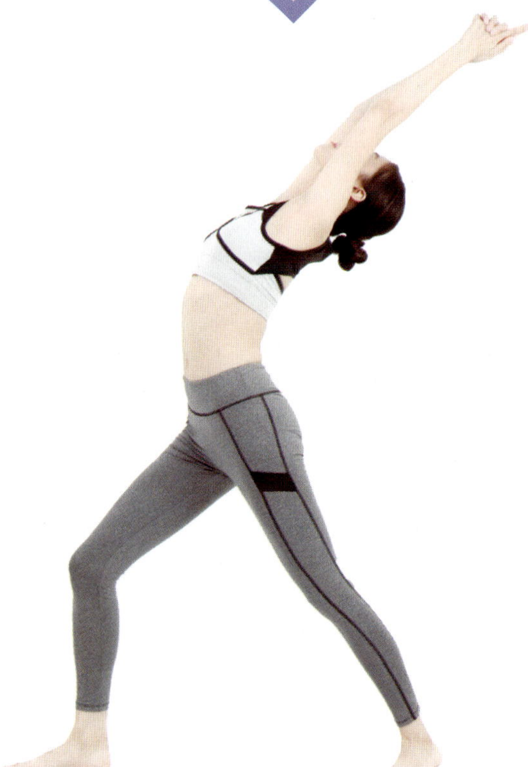

❹ 呼气，头部和上半身向后仰，下巴尽量抬起，眼睛看向后上方天花板，保持10个呼吸。边吸气边将右腿收回，双脚脚跟并拢，换另一侧练习。

瑜伽体式 **4.**

新月式

呼吸方法 腹式呼吸 **练习次数 5 次**

双臂上举和上身朝后弯曲的动作能舒展胸部，调节呼吸功能，帮助肺脏排毒，练习这个体式还能拉伸下背部肌肉，强化背部肌肉的伸展性和柔韧性，从而起到预防背部肌肉松弛的作用。

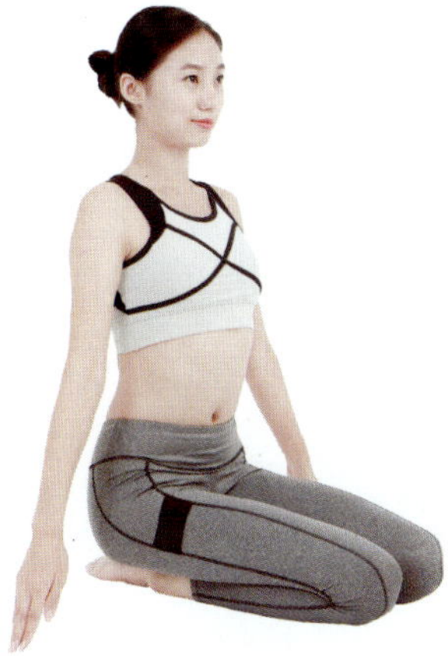

❶ 取雷电坐姿，腰背挺直，双手放在身体两侧，指尖触地，眼睛平视前方，调匀呼吸。

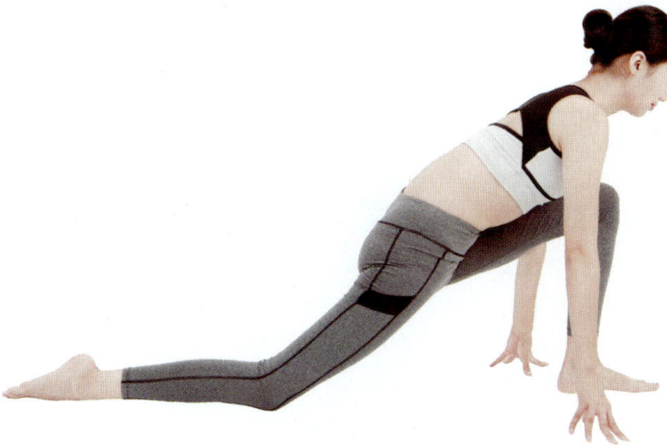

❷ 吸气，左腿向前跨一大步，左小腿与地面垂直，上半身前倾，胸部和腹部贴近左大腿。右小腿与右脚背贴地不变，双手撑住左脚两侧的地面。

\提示/

>> 患有颈椎疾病的人练习时不要低头；患有高血压的人，做步骤③、④时，手不要举过头顶，可放在胸前做祈祷状。

3 呼气，上半身慢慢直立，抬起双臂，双手在头顶上方合十；双臂带动上半身向后弯曲至极限位置，胸部尽量向外扩展，眼睛看向上方；保持姿势30秒。

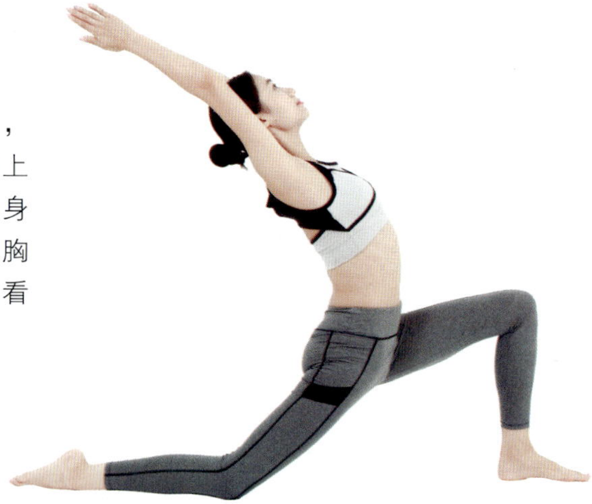

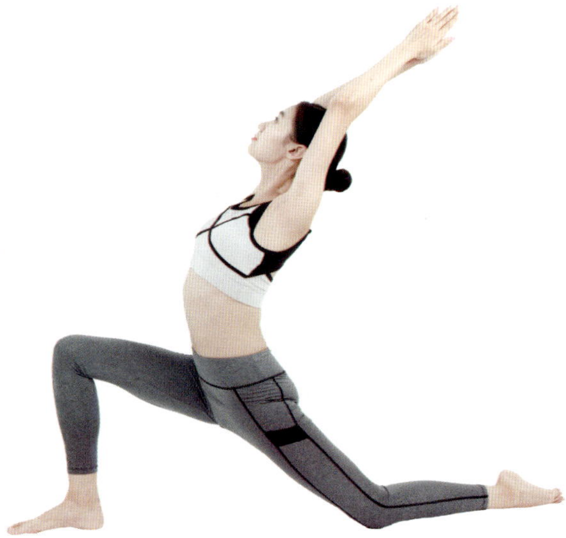

4 放下双臂，收回左腿呈跪坐姿势；休息片刻，换另一条腿重复动作。

第三节 肾脏排毒

排泄毒素的主要器官

在人体器官中，肾脏起着代谢废物、调节酸碱平衡的作用，肾脏排毒不畅对身体健康危害很大。血液除了给全身器官输送营养之外，还同时带走代谢的废物，这些废物被不断运送到人体的排泄器官——肾脏，最终形成尿液排出体外。如果血液中的废物无法及时排出体外而滞留于血液中的话，就会使人体中毒。练习本节的瑜伽体式可以刺激肾脏的代谢功能，加速排毒。

瑜伽体式 1. 单臂弓式

呼吸方法 自然呼吸　**练习次数** 5 次

这个体式能充分活动后腰部，促进血液循环，使后腿的经络更加畅通，有效提高肾脏功能；同时可以伸展身体前侧的肌群，加快肠道蠕动，减少腰部多余脂肪。

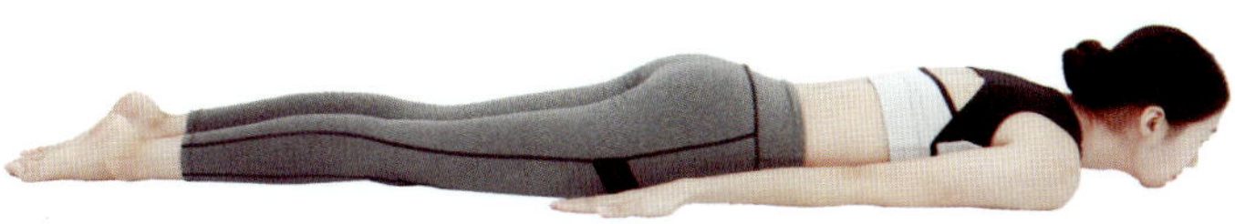

1. 俯卧，下巴点地，双臂放于身体两侧，掌心贴地。

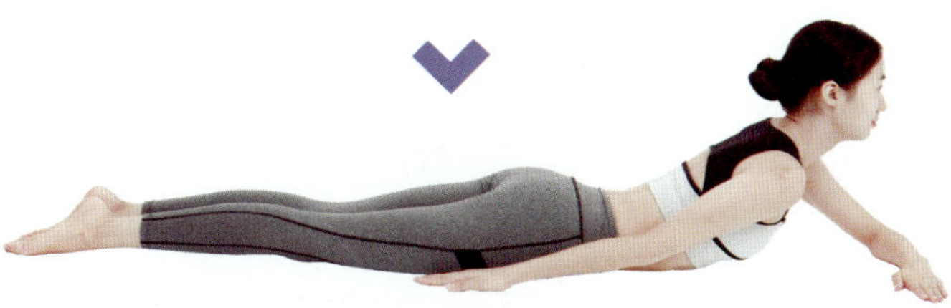

2. 上身抬起，目视前方，右手姿势保持不变，左臂屈肘并用手掌撑地，放在胸前的地面上。

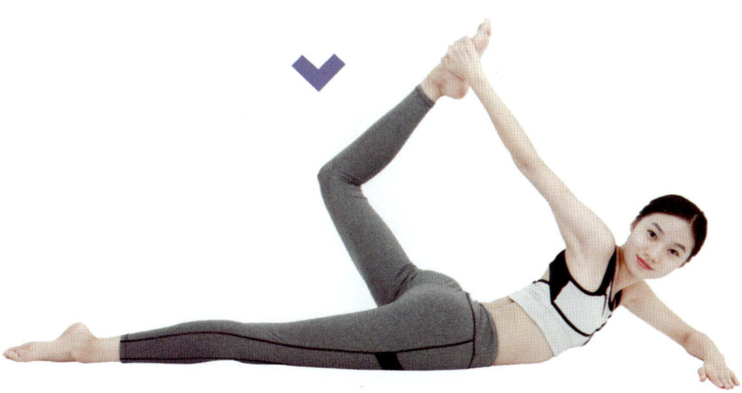

3. 吸气，上身侧转，弯曲左腿，右手握住左脚掌。右手臂用力向上拉左脚，使身体呈弓状，头部随着肩膀的扭动向右转。保持5个呼吸，换另一侧练习。

瑜伽体式 2.

束角式

呼吸方法 **腹式呼吸** 练习次数 **3 次**

这个体式能有效刺激和按摩腹部，提高腹腔脏器的工作效率，促进全身气血循环，加速排毒；能增加腿部关节的韧性，拉伸大腿内侧的肌肉，提高双腿的灵活性。

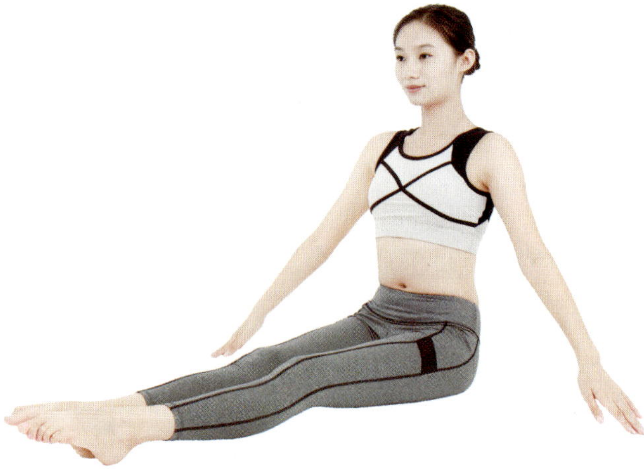

❶ 取山式坐姿，挺直腰背，双肩展开，调整呼吸。

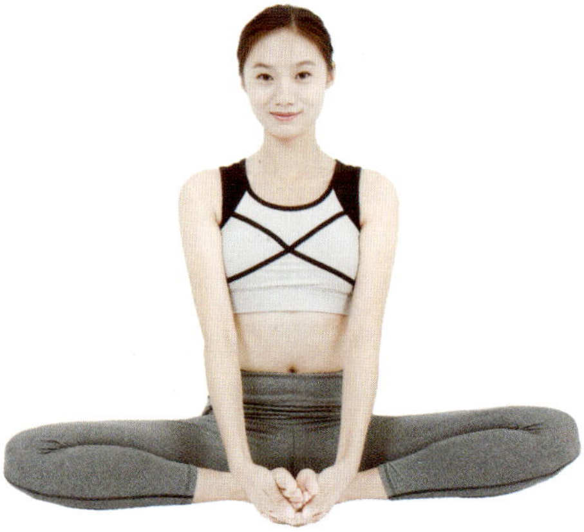

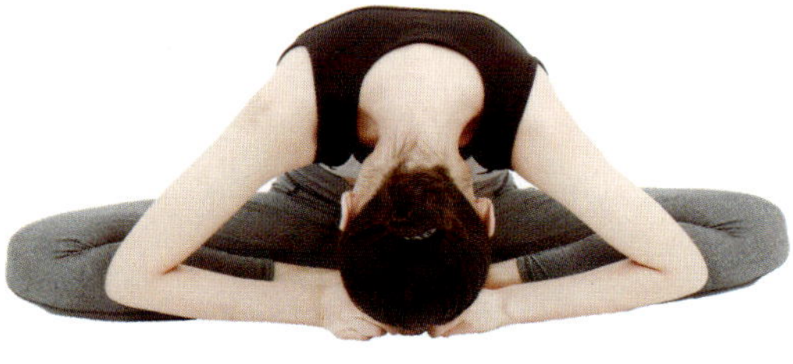

❷ 弯曲双膝，使双脚脚心相对，双手握住脚尖，将双脚尽量拉向会阴处；吸气，向上伸展脊背。

❸ 呼气，上半身前倾与腿部贴合，双手手肘打开，之后将双腿膝盖尽量压向地面；保持姿势30秒。按摩双腿内侧，休息。

\提示/

>> 如果将双脚拉至会阴处感觉有困难，不妨用瑜伽带套住双脚脚尖，将瑜伽带固定在后腰处。

瑜伽体式 3.

扭转幻椅式

呼吸方法 腹式呼吸　练习次数 5次

这个体式可以促进消化器官和肾脏的排毒，矫正脏器位置；调节脊椎神经，给脊椎的各关节注入活力；强化腹部、下肢的肌肉力量。

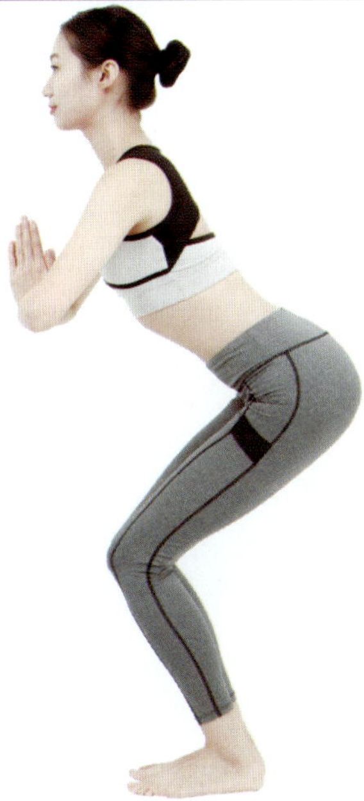

1 站立，弯曲膝盖，双手在胸前合十。脊椎伸直，体重集中在脚后跟。

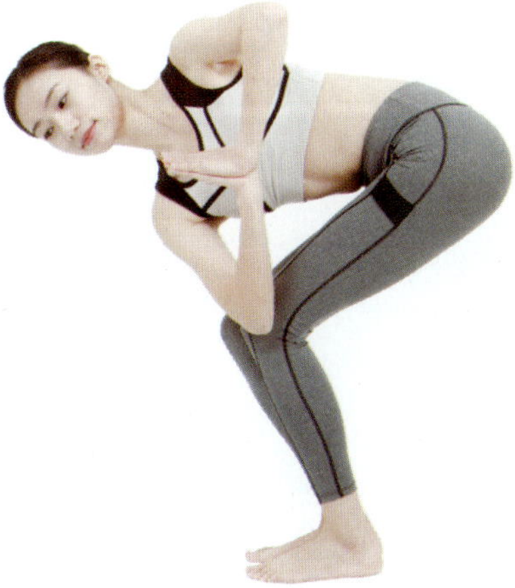

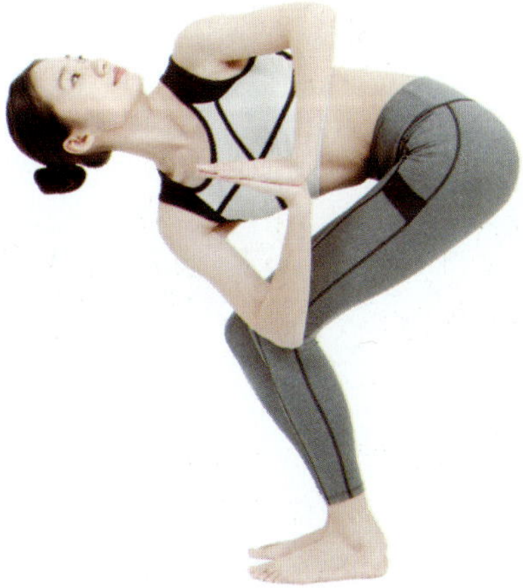

2 呼气，上身向左扭转，双腿不要分开，臀部固定住。右手肘部放在左腿外侧，双手小臂在一条垂直线上。

3 再次呼气时，上身尽量扭转，脊椎挺直，视线看向正上方，膝盖不要移动。保持5个呼吸，慢慢还原身体，换另一侧重复练习。

瑜伽体式

4. 卧扭转式

呼吸方法 腹式呼吸 **练习次数 5 次**

这个体式可以充分锻炼腹部、后腰部的肌肉，加快血液循环，打通肾经，提高肾脏功能；还能放松脊椎，帮助脊椎恢复平衡；消除背部与腰部的肌肉僵硬，缓解骨盆疲劳。

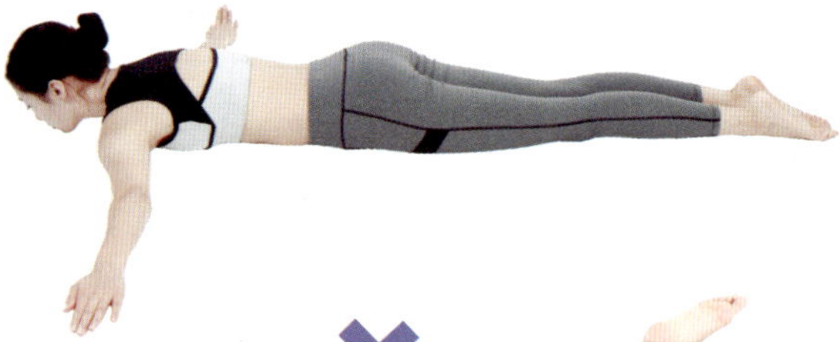

1. 俯卧，双腿并拢，双臂水平伸展，掌心朝下，下颌抵在地面上。

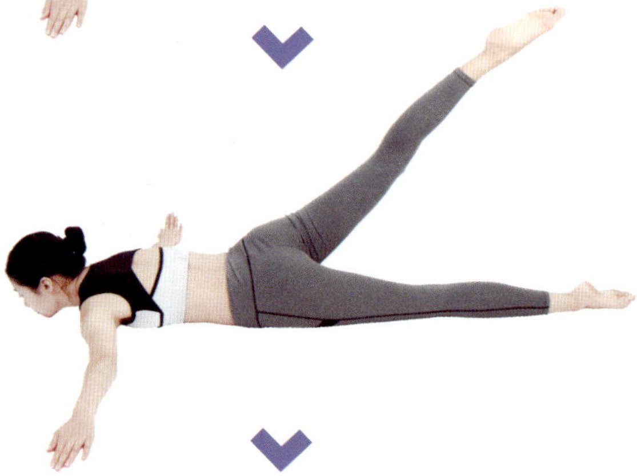

2. 吸气，右腿抬起。左腿保持伸直，不要离开地面。

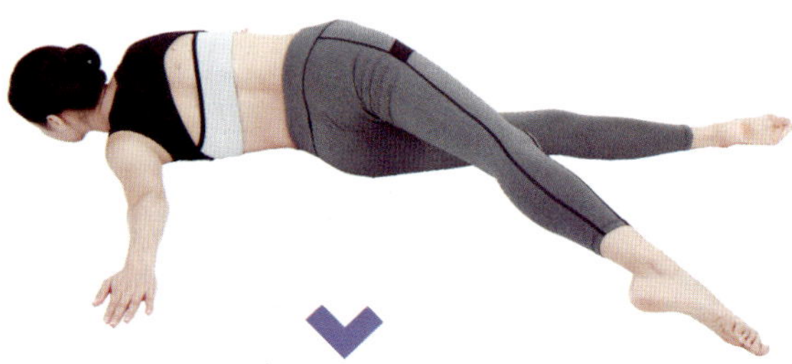

3. 头部转向右侧，呼气，抬起的右腿向反方向伸展，手臂的位置保持不动。

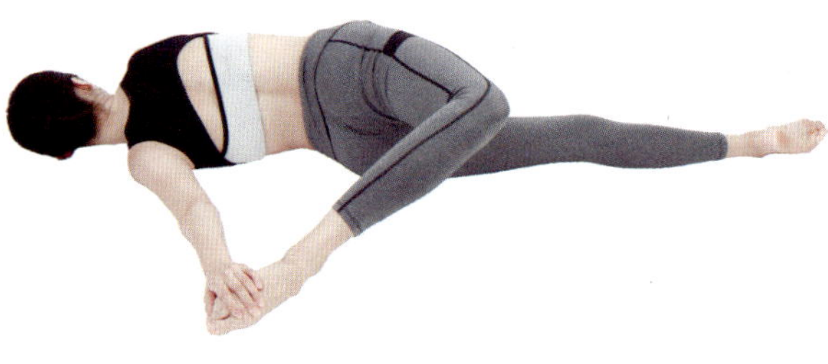

4. 左手抓住右脚，右膝盖向下压；左腿不要移动，保持伸直；收紧腹部。

瑜伽体式 5. 半莲花单腿背部伸展式

呼吸方法 腹式呼吸 **练习次数 4次**

这个体式可美化腿部线条，塑造紧致纤细美腿；还可预防坐骨神经痛、腿部抽筋，促进血液循环，增强肾脏功能，改善下肢水肿。

❶ 正坐，挺直腰背，深呼吸。

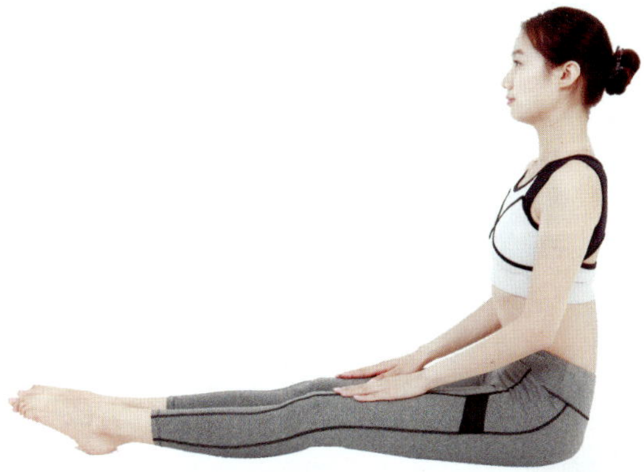

❷ 吸气，弯曲右膝，右脚放于左大腿上。

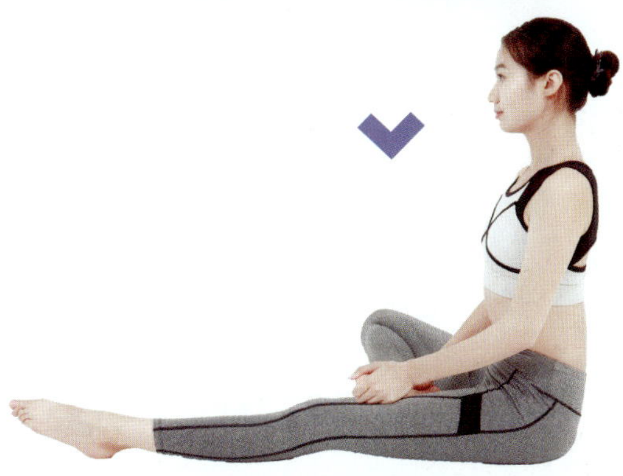

❸ 呼气，身体缓慢前倾，双手抓左脚掌；保持动作数秒，自然呼吸；还原身体，换另一侧腿练习。

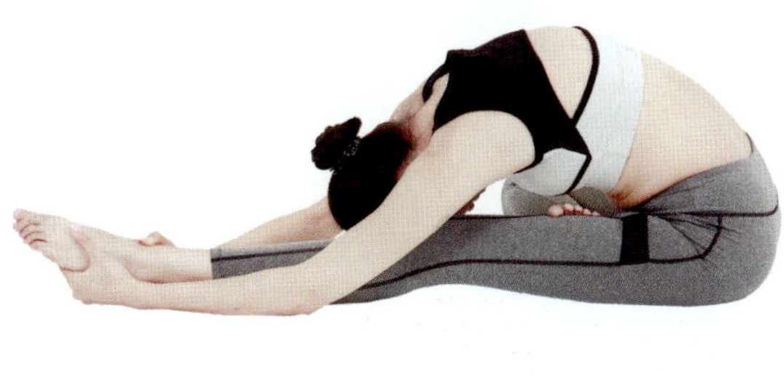

\提示/

>> 若腿部筋骨比较僵硬，身体弯不下去，不要太勉强，不要心急，只要感受到拉伸感即可。

瑜伽体式 6.

背部扭转式

呼吸方法 **腹式呼吸** 练习次数 **5 次**

这个体式可以充分拉伸背部和大腿后侧肌肉，刺激整个脊柱，增加肾脏活力，疏通膀胱经。此外，此式对去除腹部赘肉、养护腹内器官等也很有帮助。

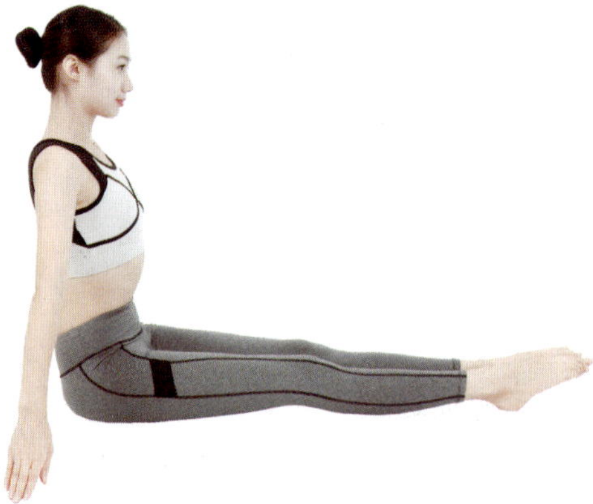

1 以正坐姿势直坐在地面上，腰背挺直，双腿并拢向前伸直。

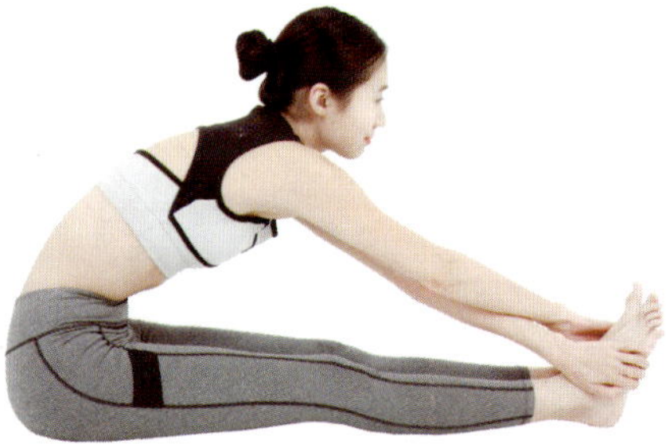

2 吸气，背部前屈，双臂交叉，右臂在上、左臂在下，分别握住对侧的脚部外侧，即右手握住左脚外侧，左手握住右脚外侧。保持2个呼吸。

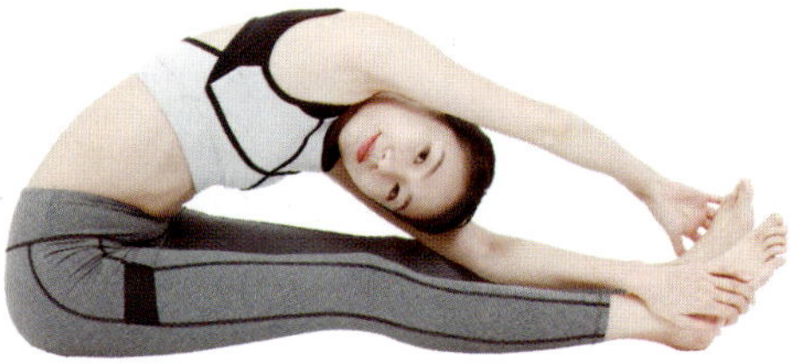

3 呼气，双臂弯曲并向外撑两肘，身体向右扭转约90度，头部在两臂间。保持这个体式10～20秒钟。吸气，身体收回到起始坐姿，换另一侧重复练习。

第四节 肠胃排毒

消化吸收的主要器官

肠胃每天消化并吸收食物,为身体各器官与细胞提供所需要的养分。如果肠胃功能受损，营养物质无法正常分解和吸收，毒素、垃圾无法及时排出，人体就会出现消化不良、便秘、腹泻等状况，严重影响身体健康。通过练习围绕腰、腹进行锻炼的瑜伽体式，可以充分挤压肠胃，有助于改善肠胃功能，促进排毒。

瑜伽体式 1. 船式

呼吸方法 腹式呼吸　练习次数 5 次

身体的毒素需要通过肠道排出去，如果肠道积聚毒素，就会影响身体健康。这个体式能促进腹部的血液循环，充分按摩肠道，加快肠道蠕动，改善消化功能，有助于清理肠道中的废物。

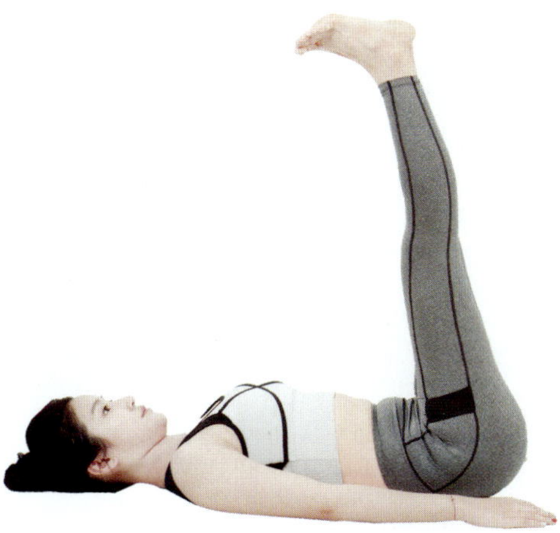

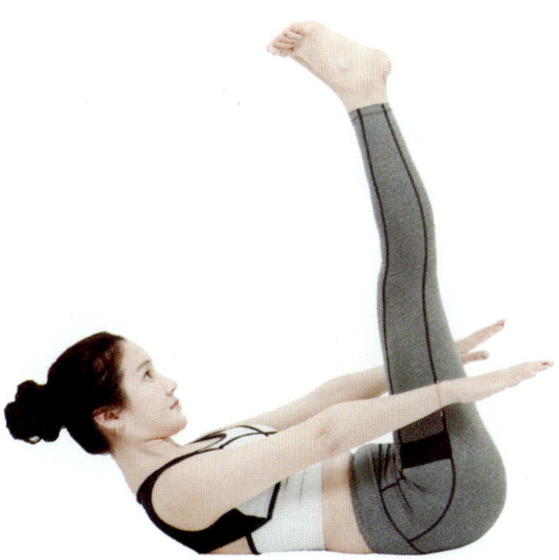

① 仰卧于垫面上，吸气，双腿抬起，与垫面呈90度角，双手平放于身体两侧。

② 呼气的同时腹肌和臀部用力，抬起上身，双臂随上身抬起。

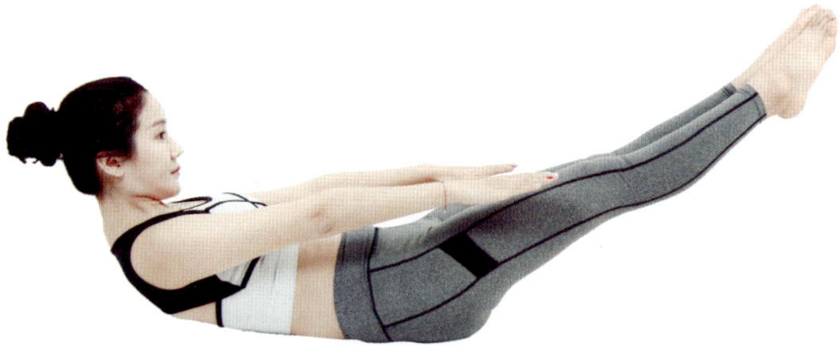

❸ 吸气，双腿放至与地面呈
45度角。

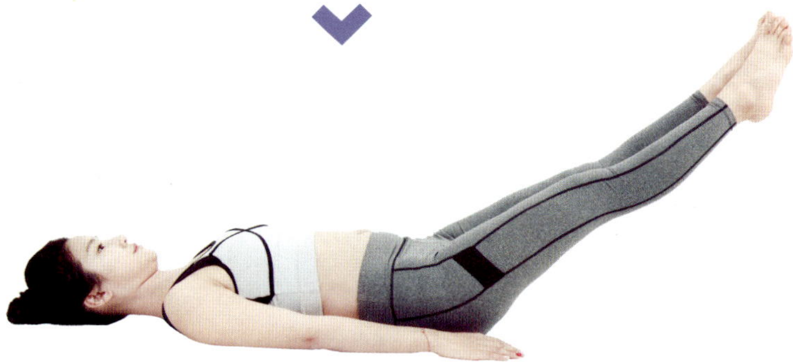

❹ 呼气，上体放落。

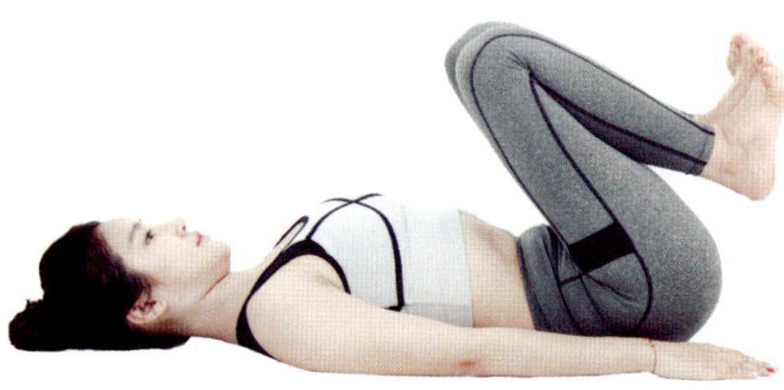

❺ 双腿聚于胸前休息片刻后
重复之前的动作。

瑜伽体式 2.

直立腿伸展式

呼吸方法 腹式呼吸 **练习次数 5 次**

这个体式可以强化腰部、腹部肌肉，起到保护肠胃与促进胃肠蠕动、改善消化系统功能的作用，对于缓解腹部膨胀感很有效。

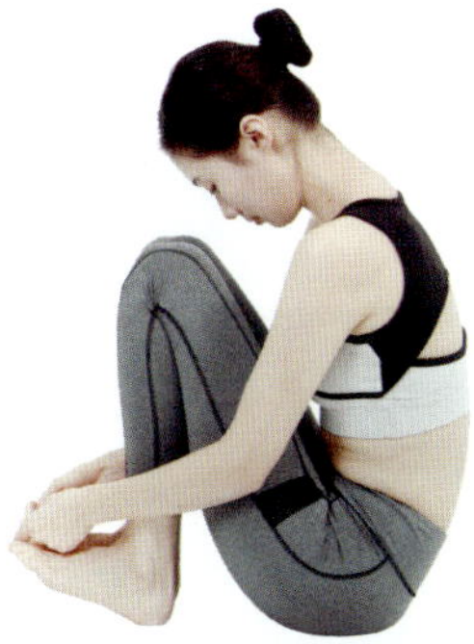

❶ 弯曲双腿，双手食指与中指抓住双脚的大脚趾。

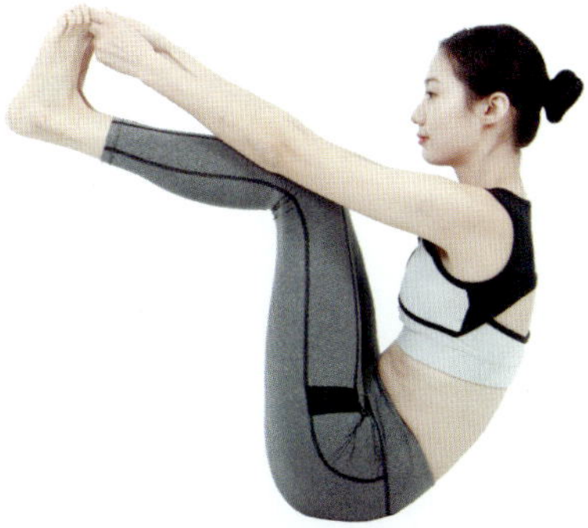

❷ 吸气，慢慢伸直膝盖，双手带动小腿向上抬，集中注意力保持身体平衡。

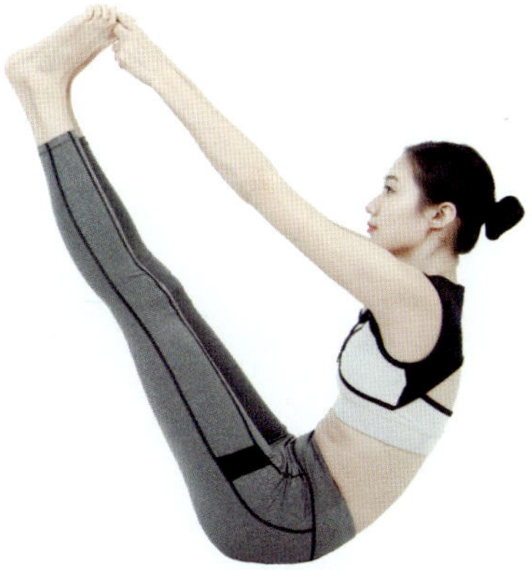

❸ 呼气，慢慢将膝盖完全伸直，收紧腹部。

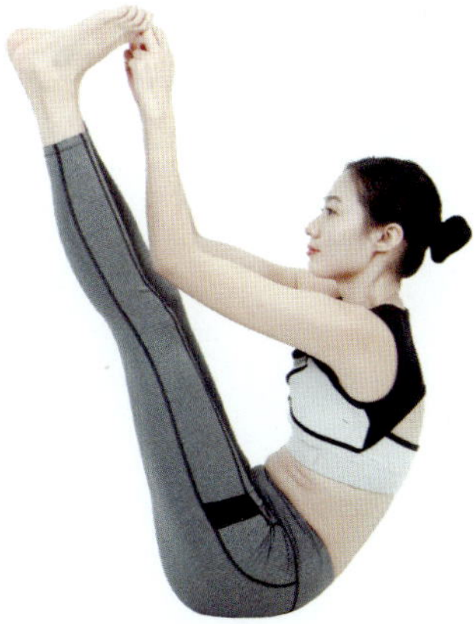

❹ 将抬起的双腿尽量拉向身体，保持平衡。

\提示/

>> 对于初学者，腿部可以不伸直，在保持身体平衡的前提下来练习。

瑜伽体式 3.

花环式

呼吸方法 **腹式呼吸** 练习次数 **3 次**

花环式能增加头部供氧量，塑造紧实的面部线条；能有效锻炼背部和颈部，缓解肩背部僵硬及酸痛的感觉；能按摩腹腔内脏器官，缓解便秘、消化不良等症状。

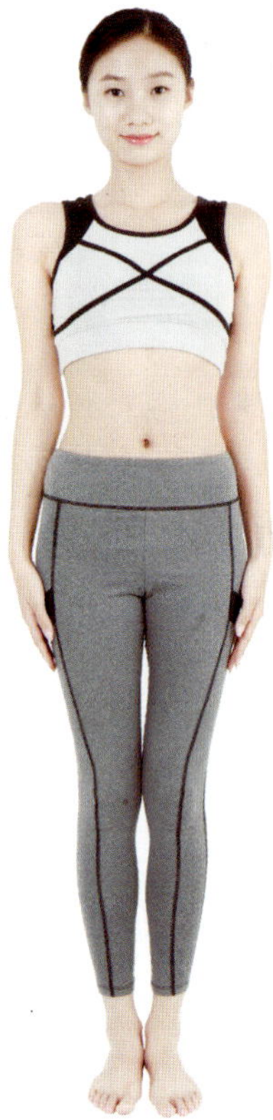

❶ 山式站立，双手垂放在身体两侧，眼睛平视前方，调整呼吸。

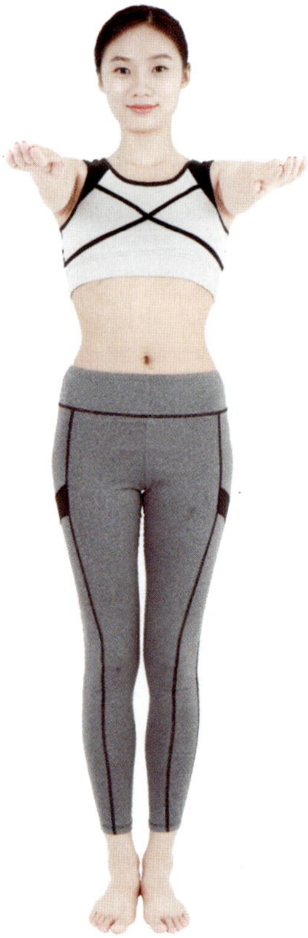

❷ 吸气，双臂前平举，与肩同高，掌心向下。

\提示/

>> 脚后跟要始终保持贴地状态才能有效拉伸跟腱。

>> 整个背部和头部要尽量向下弯曲，让整个身体呈美丽的花环状。

❸ 两脚脚跟相对，脚尖向两侧打开。呼气，身体慢慢下蹲，双膝向两侧打开，手臂与地面保持平行。

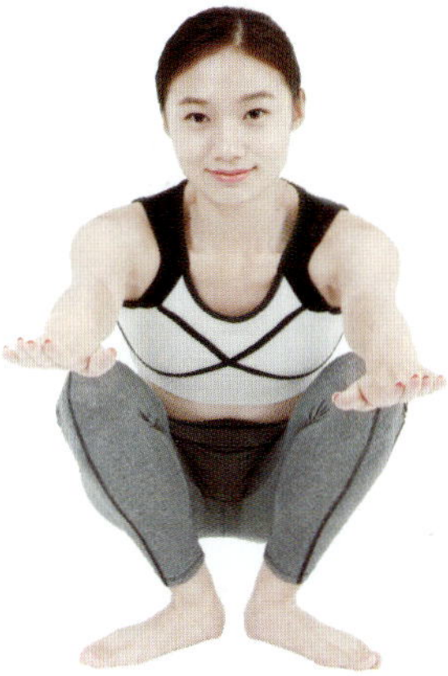

❹ 身体下蹲至极限位置，上半身前屈，落在弯曲的两腿之间，双手绕至小腿后握住两脚踝。

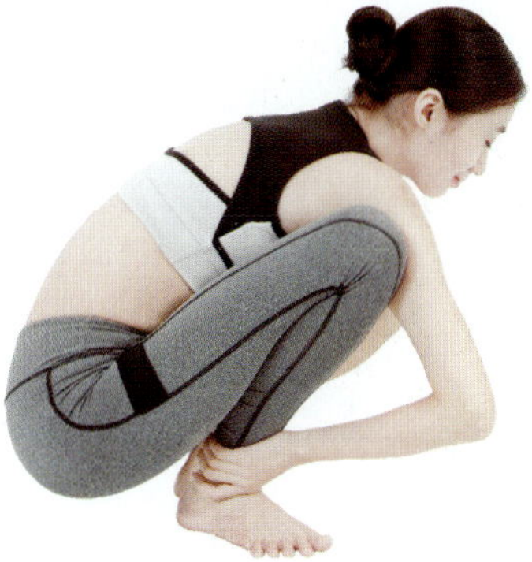

❺ 上半身继续俯身向下，直到额头触碰垫子（初学者做到最大限度即可），保持姿势20秒。取任意坐姿，按摩腿部、肩部等部位放松休息。

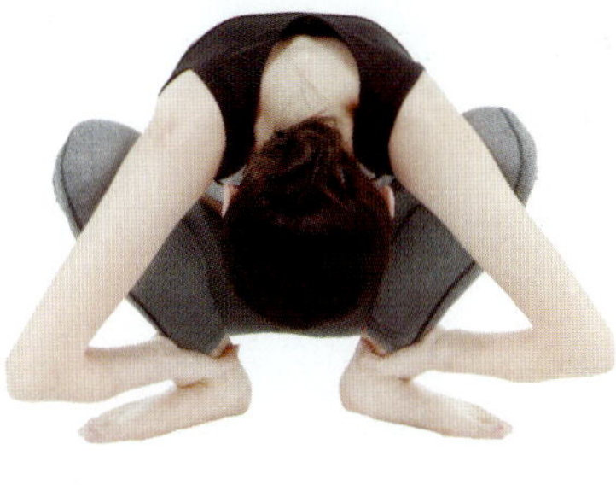

瑜伽体式

4. 坐姿脊柱扭转式

呼吸方法 腹式呼吸 **练习次数 5次**

练习这个体式可以延长和调整脊柱，使脊柱神经恢复活力，使精神恢复平静；能强健肝脏、脾脏和肾脏，缓解胃部疼痛；还能充分伸展背部与双腿后部肌肉。

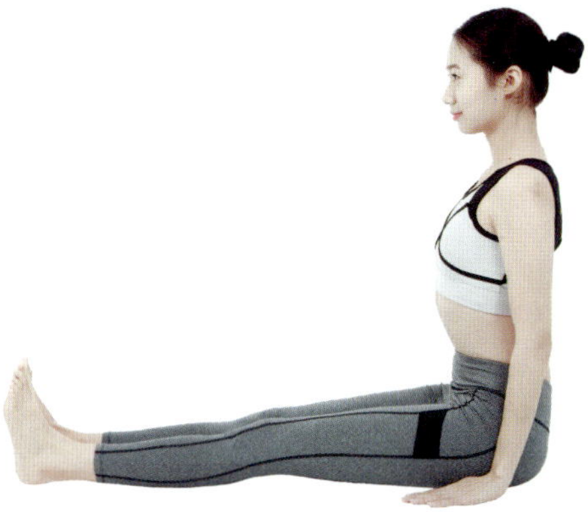

1. 正坐，腰背挺直，双腿向前伸直，脚趾朝上。

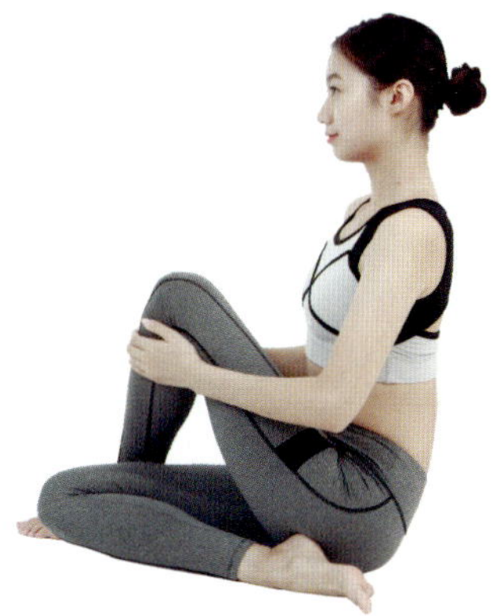

2. 左腿弯曲，左小腿立直，左脚放在右膝外侧。

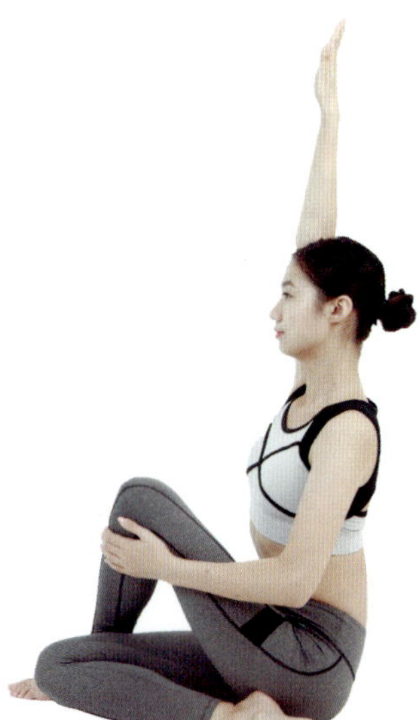

3. 吸气，右臂向上伸展，胸部打开，脊柱挺直；左手控制住左腿。

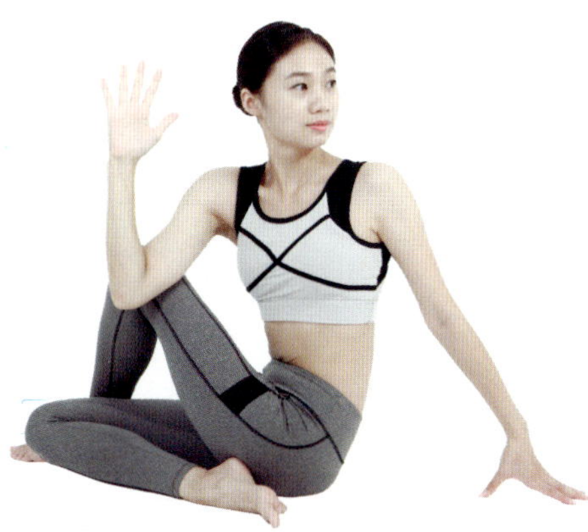

4. 呼气，右肘关节弯曲，抵住左膝外侧，右小臂立直，手指充分伸直，指尖朝上。颈部及腰部向左后方扭转，眼睛向后看，左臂放于背后，指尖点地。

瑜伽体式 5.

踩单车式

呼吸方法 自然呼吸 练习次数 5 次

练习这个体式能提高髋关节与膝关节的灵活性，使身体血液循环更加畅通；能刺激肠道，促进毒素排出体外，从而改善体内湿气凝滞造成的水肿。

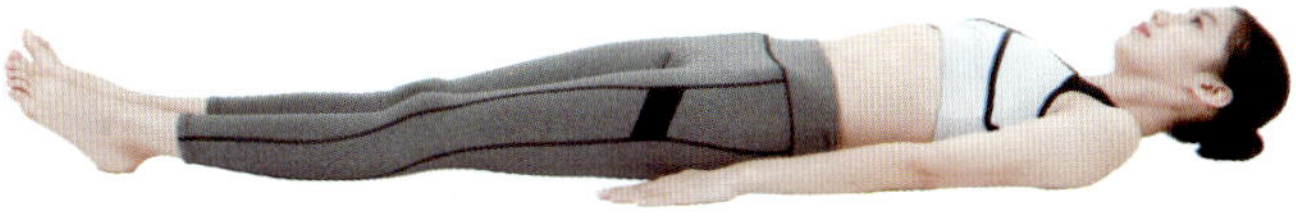

❶ 仰卧，双腿并拢伸直，双手置于身体两侧，掌心贴地。

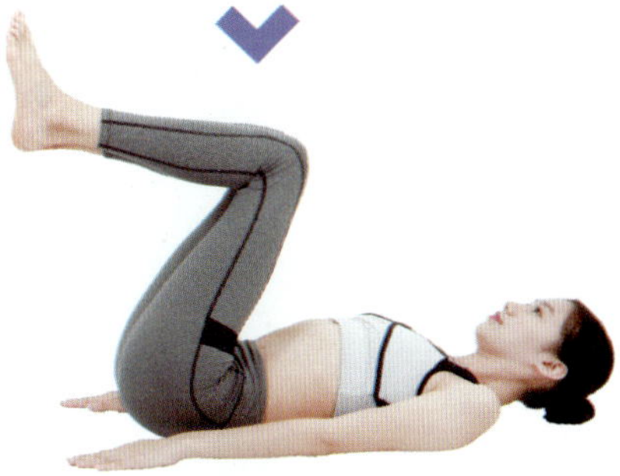

❷ 吸气，双腿上抬，将大腿拉近身体，脚尖立起，小腿与地面尽量保持平行。

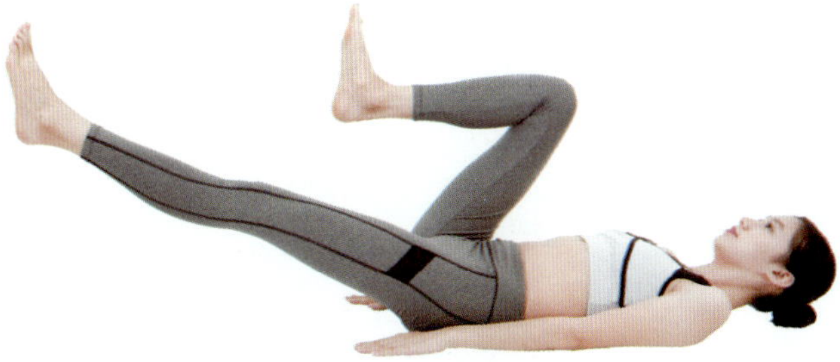

❸ 呼气，左腿下落，直至与地面呈60度角。右腿屈膝，大腿向胸口方向弯曲靠拢，收紧腹部，骨盆重心保持平稳。

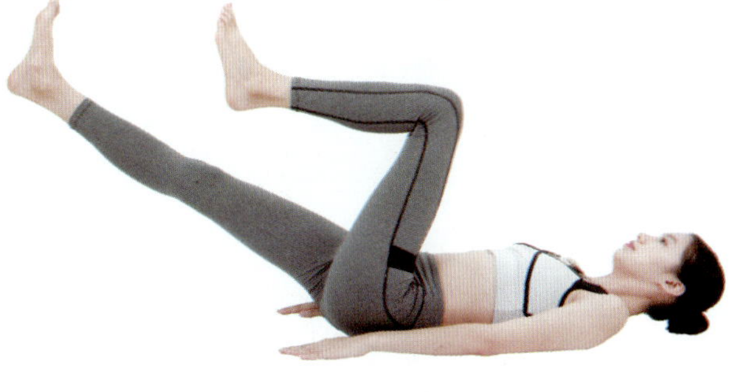

❹ 呼气，双腿交换动作，右腿向斜上方伸直，左腿屈膝向胸口方向弯曲。自然呼吸，双腿交替屈膝，如蹬自行车。

瑜伽体式

6. 鸵鸟式

呼吸方法 腹式呼吸 **练习次数 5 次**

鸵鸟式能加快血液回流到面部，滋养面部肌肤；能锻炼颈部肌肉群，美化颈部的线条；还能刺激腹部器官，缓解肠胃不适，加快毒素代谢。

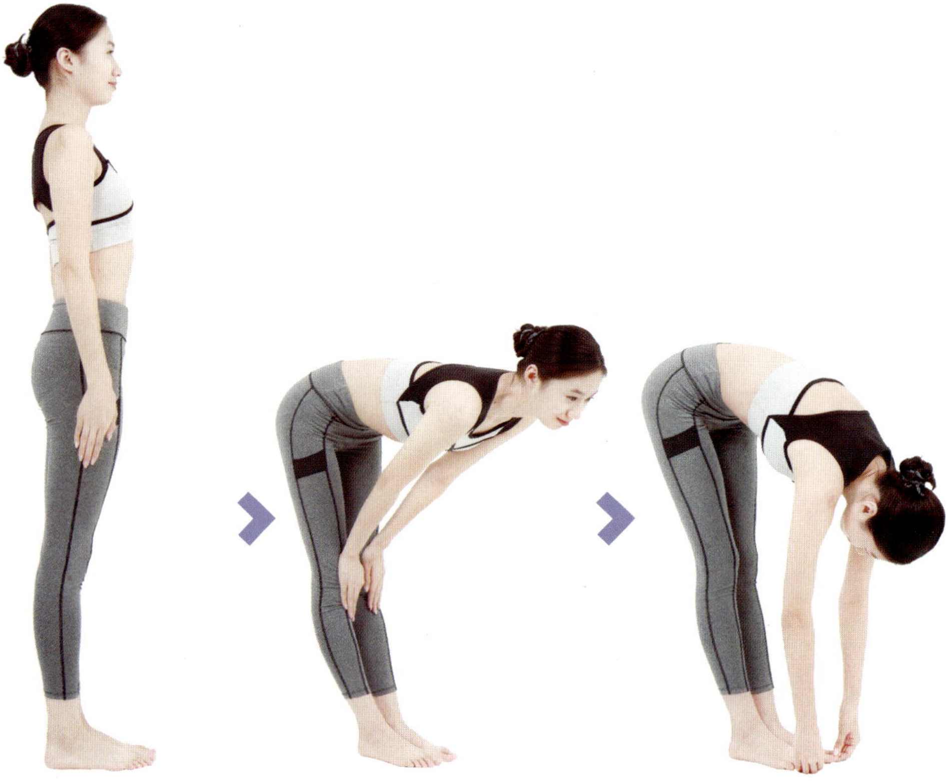

❶ 山式站立，双臂自然垂放在身体的两侧，眼睛平视前方。

❷ 呼气，从髋关节开始将上身向前弯曲，双手扶住膝盖，挺直脊柱。

❸ 上身继续向下弯曲，直至双手抓住大脚趾；保持动作20秒，回到站姿休息。

\提示/

>> 头部抬起时的呼吸非常重要，要保持深深地吸气，然后慢慢地呼气，身体也要慢慢恢复直立。

第五节 脾脏排毒

后天之本，气血生化之源

脾脏有过滤血液的作用，是重要的免疫器官。经常熬夜的人，身体长期得不到休息，脾脏很容易累积毒素。通过瑜伽的呼吸方式、伸展练习，可以在培养肌肉力量的同时，提升肌肉的柔软度，促进血液循环和新陈代谢，增强脾的消化和运输功能，使脏腑、肌肉获得更充足的营养。

瑜伽体式 1. 站立扭脊式

呼吸方法 腹式呼吸　练习次数 5次

站立扭脊式围绕脊柱进行扭转拉伸，大范围地活动背部、腰部肌群，可以增加腰背部与髋部的柔韧性，使气血循环更加畅通，改善脾脏功能，从而增强身体免疫力。

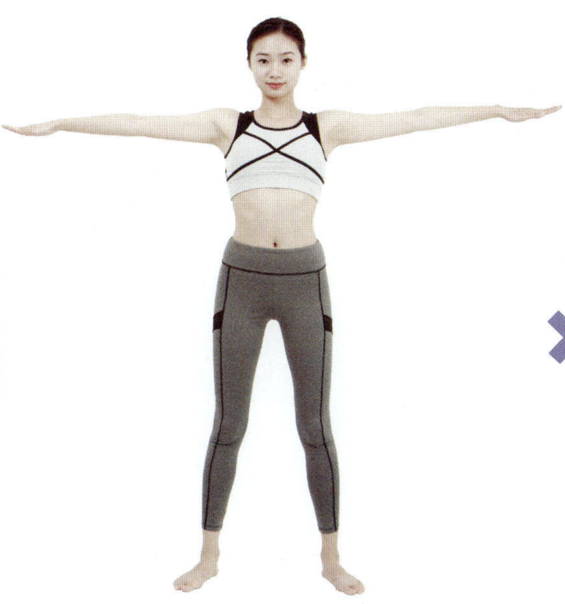

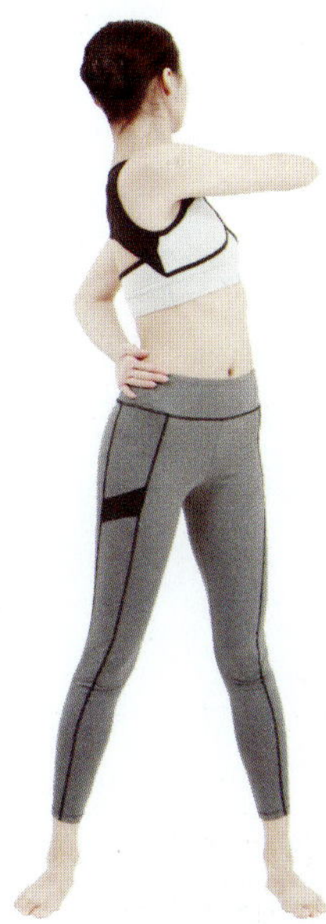

1. 站立，双腿分开与肩同宽。吸气，双臂侧平举，掌心向下，腰背挺直。
2. 呼气，屈左肘紧贴右髋骨外侧，掌心朝外；屈右肘，右手轻轻搭在左肩上，保持5个呼吸。身体慢慢还原，换另一侧练习。

瑜伽体式

2. 眼镜蛇扭动式

呼吸方法 腹式呼吸 **练习次数 5 次**

扭动上身的动作可以按摩腹部脏器，促进血液循环，调节脾脏功能。如果完成这个姿势有难度，可以把手臂向前挪动，只要不影响到脊椎就行。

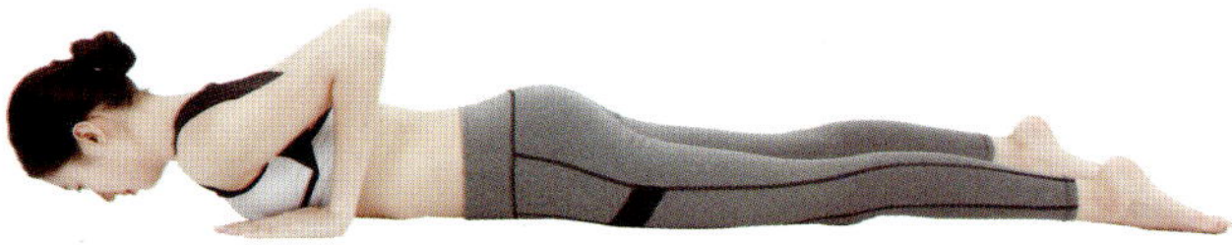

❶ 俯卧，双腿分开与肩膀同宽，双掌放在胸部两旁。

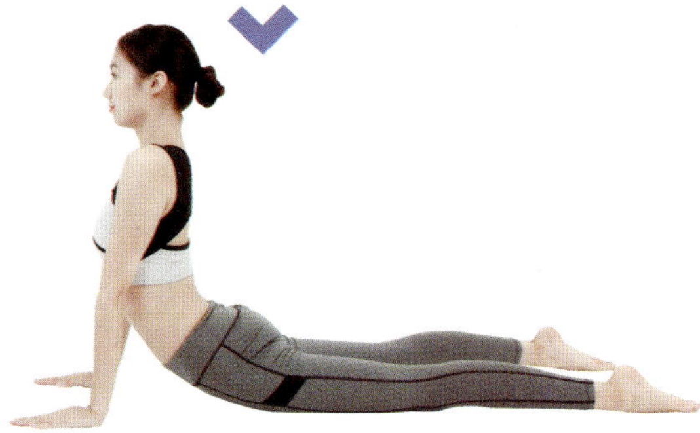

❷ 吸气，伸直手臂，上身抬起。

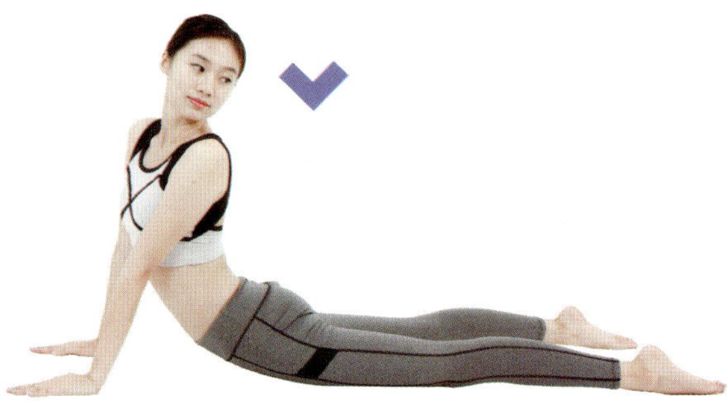

❸ 呼气，尽量把上身向左转。

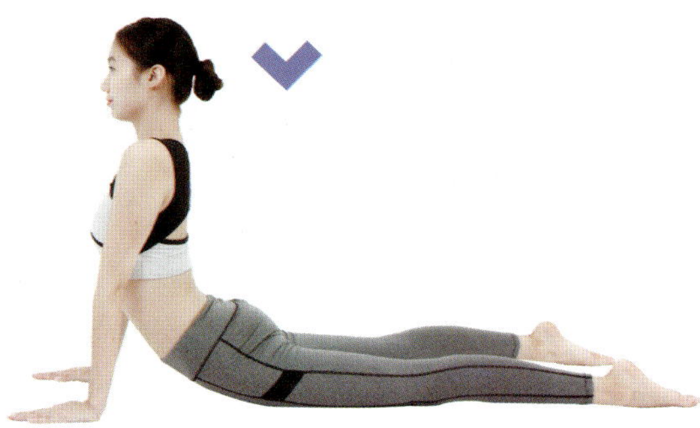

❹ 吸气，面朝前方。换另一侧重复练习。

瑜伽体式 3.

侧前屈式

呼吸方法 腹式呼吸　练习次数 5次

侧前屈式能够滋养及按摩脾脏等腹部脏器，促进全身血液循环，增强免疫功能，加快体内代谢废物的排出。

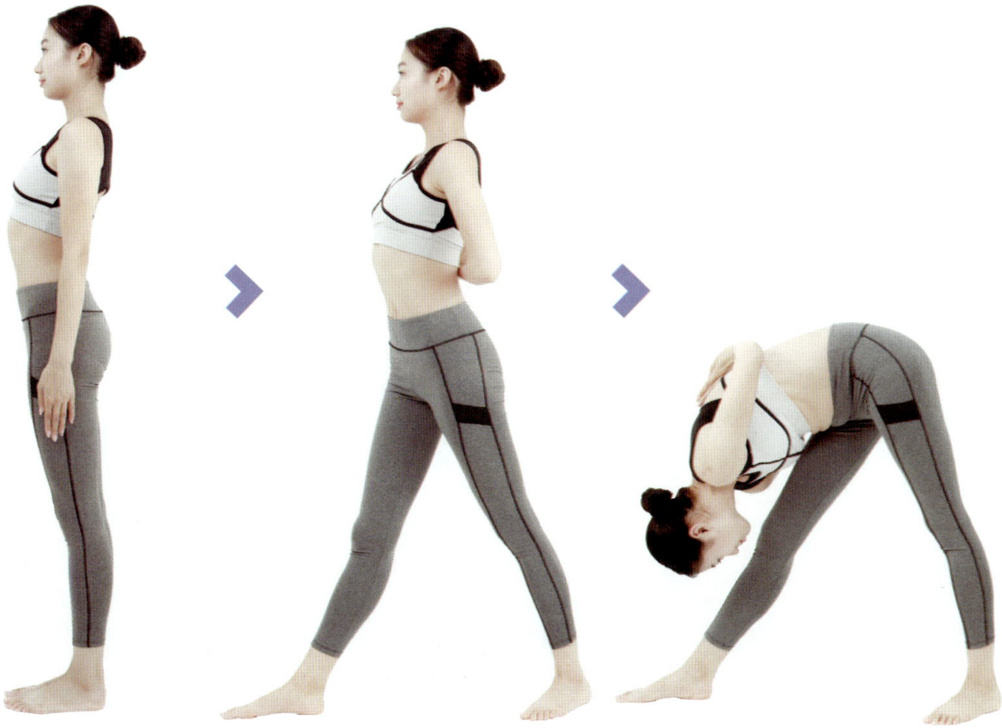

❶ 山式站立，双手垂放在身体两侧，眼睛平视前方，调整呼吸。

❷ 呼气，右脚向前迈出一步，身体转向右腿膝盖的方向，双臂绕至背后，在背后合十。

❸ 腿部姿势不变，上半身慢慢向前向下折叠，直到腹部和胸部紧贴右大腿，头部自然垂落，保持姿势20秒。

瑜伽体式

4. 圣哲玛里琪三式

呼吸方法 自然呼吸 **练习次数 5次**

圣哲玛里琪三式可以充分按摩腹部，促进腹部周围脏器的血液循环，强健肝脏、脾脏，加速排出身体毒素；同时可以改善肩膀和脊柱的僵硬感，有效锻炼颈部肌肉，缓解腰背酸痛。

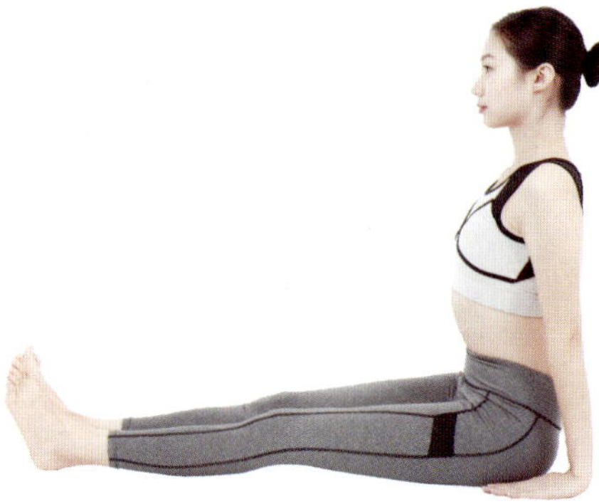

❶ 坐在地面上，双腿伸直，双臂放在身体两侧，脊柱挺直，保持自然呼吸。

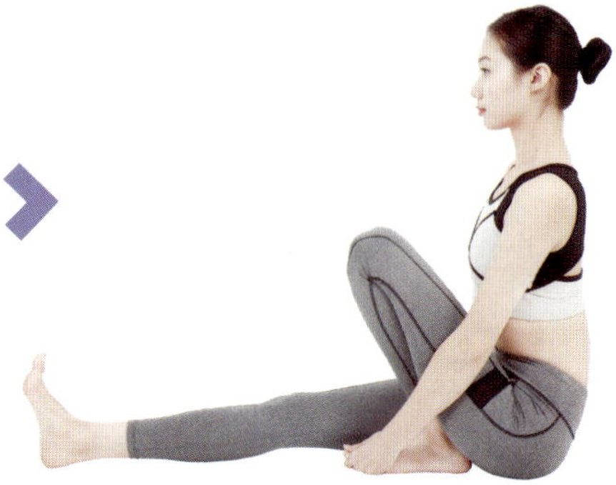

❷ 左腿弯曲，左脚脚跟抵住左臀部下方，可用左手辅助。右腿保持伸直，脚趾向上。

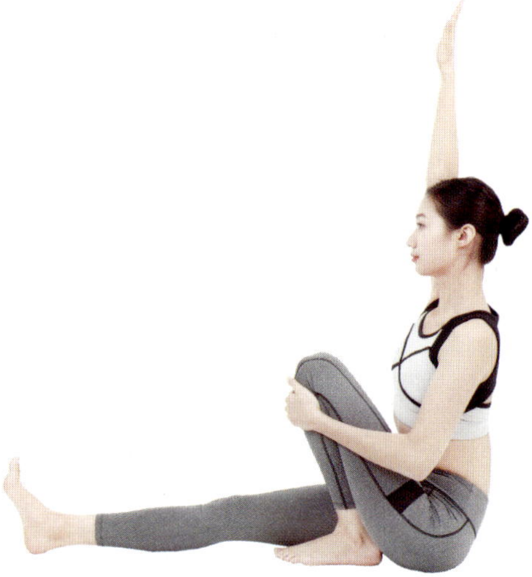

❸ 吸气，右臂向上伸直。

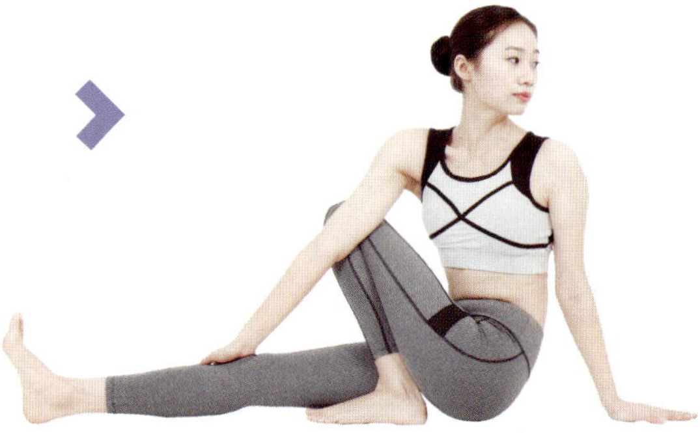

❹ 呼气，右手朝下抓住右膝，右肘置于左膝外侧，左手放于背后地面上。上身向左后方扭转，眼睛向后看，胸部打开，保持约30秒钟。吸气，身体还原，换另一侧练习。

瑜伽体式 5.

犁式

呼吸方法 腹式呼吸　练习次数 5次

这个体式可自然地刺激肠道，把堆积在体内的垃圾向外排泄，促进新陈代谢。练习后用指尖以顺时针方向绕肚脐按摩，排毒效果更加明显。

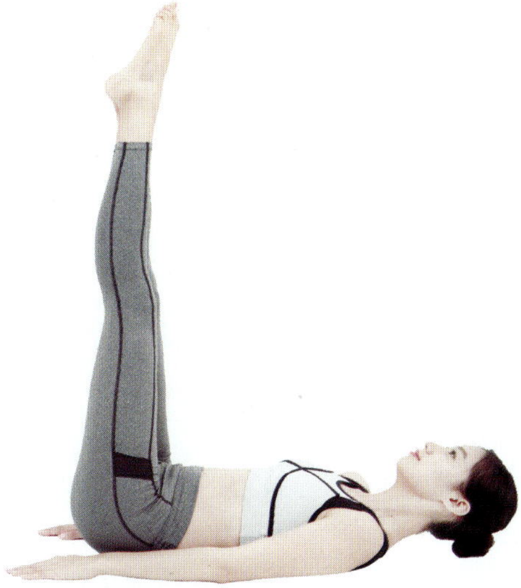

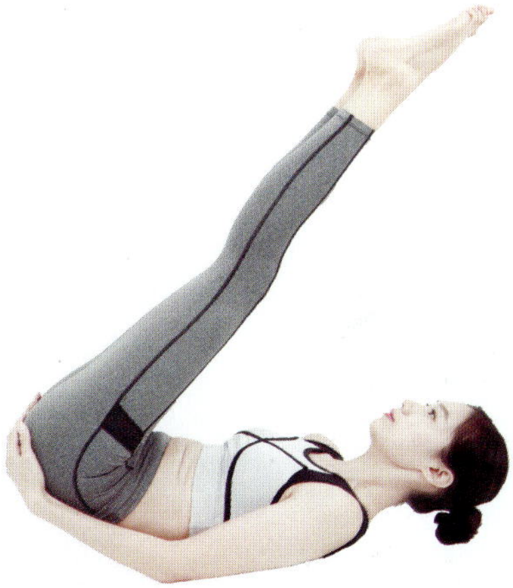

1. 取平直仰卧的姿势，双手放于身体两侧，掌心朝下，做3~5个呼吸，放松。双腿并拢，双膝伸直，手掌用力按压地板，收紧腹部肌肉，使双腿离开地面向上举起，直至双腿与躯干呈直角。

2. 双腿朝后伸展，直至双脚超过头部，臀部和下背部离开地面，双手轻轻托住臀部。

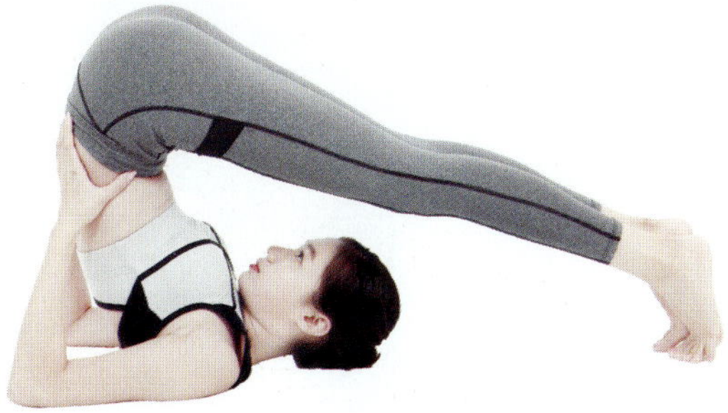

3. 双腿继续向后，缓慢下降，用脚趾触碰地面，弯曲手肘，用上臂支撑躯体的重量，双手扶住腰部，指尖朝上；保持5~10个呼吸。双手收回身体两侧，双腿伸直，慢慢舒展身体，直到臀部回到地面。

\提示/

>> 初学者可在头后面放一把椅子，将双脚放于椅子上。当背部肌肉变得更有柔韧性时，可以降低椅子的高度，直到脚趾能碰到地板为止。

>> 患有颈椎病或高血压的人应慎做此动作或在专业老师指导下完成。

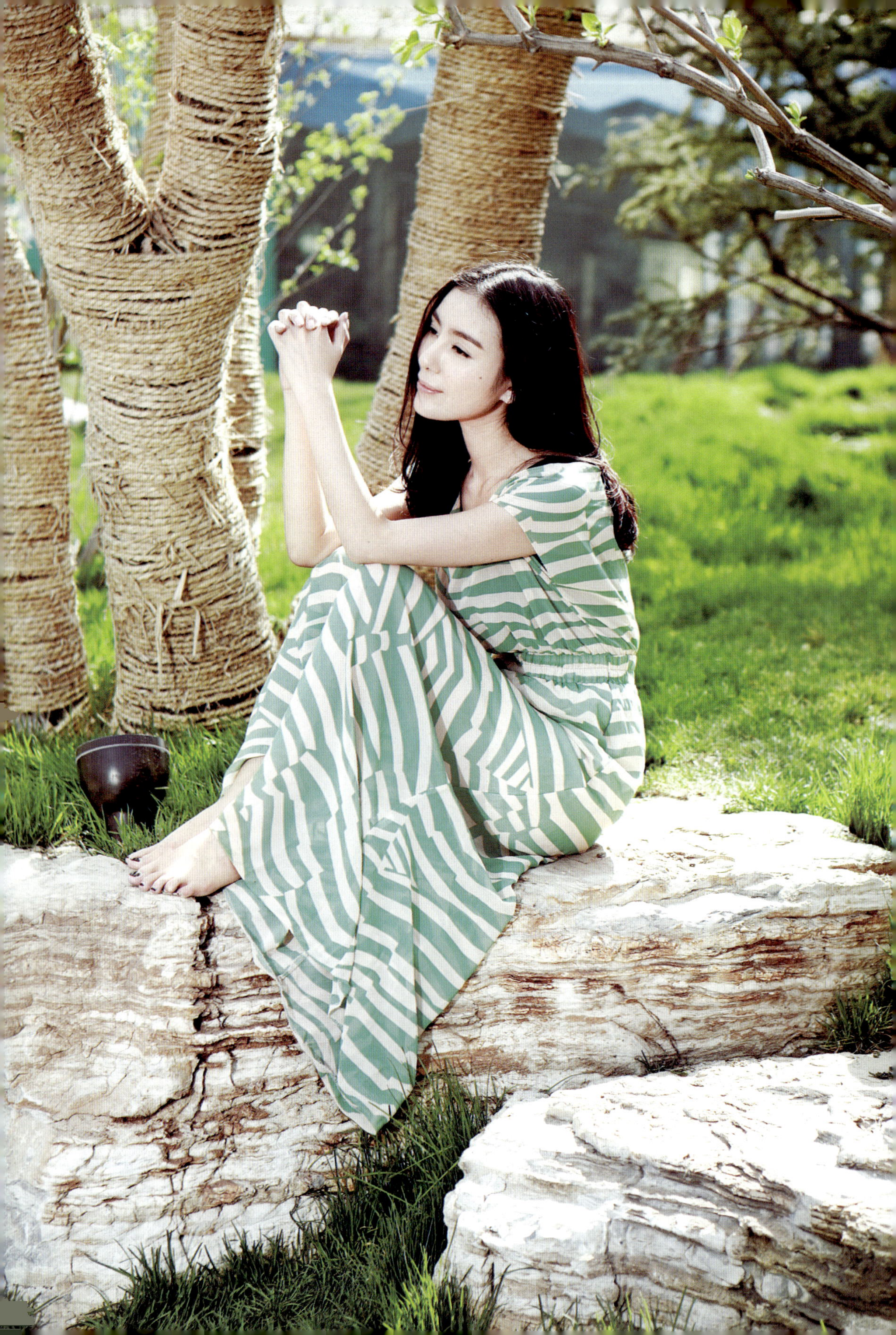

第五章

平和内心的自我疗愈

治愈系减压瑜伽

瑜伽是一种舒缓身心、自我调节内心平衡的运动方式。通过正确控制呼吸并进行冥想和体式动作，练习者能建立身体和意识更紧密的联结，发现身心潜在的各种问题，从而克服心理障碍，改善焦虑不安、紧张等不良情绪。因此，瑜伽不只是一种运动，还是能治愈身心、恢复本性的修炼方法。

第一节 消除压力

找回内心平衡

社会因素和自身精神状态对身心健康有很大影响。尤其30~45岁的人群，承担着生活与工作的双重负荷，身体会过早“亮红灯”，出现亚健康、高血压、高血脂、心脏病、头疼、失眠、焦虑等疾病。其实压力来自于心灵，只要能自如地控制好身心，就可以预防一些疾病的发生。减压瑜伽有助于科学地缓解、释放身体上与精神上的压力，远离易生病体质。

瑜伽体式 1.

牛面式变式

呼吸方法 腹式呼吸 **练习次数 5次**

双腿交叉的坐姿与前屈体式可以按摩腹部器官，放松髋关节，缓解臀部和腰部疲劳，可以有效消除压力、放松身心。

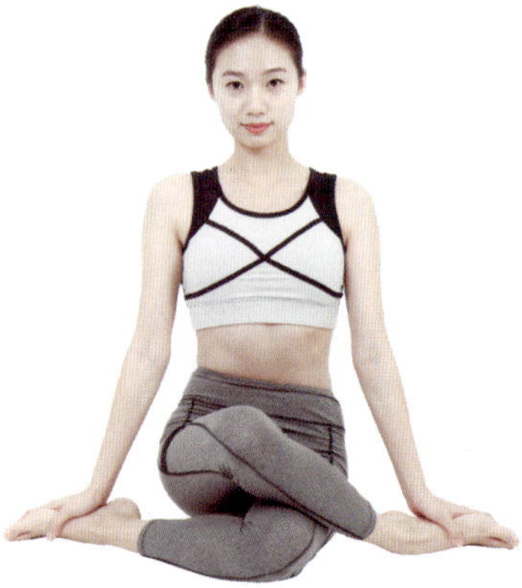

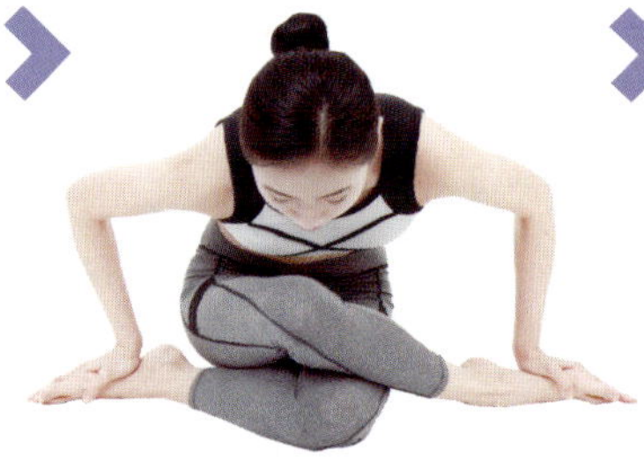

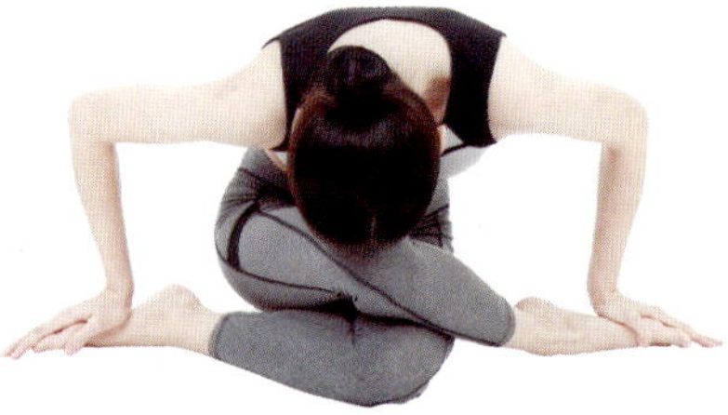

1. 直坐在垫子上，双膝弯曲并交叉，右膝在上、左膝在下，膝盖上下叠加在一起，双脚脚跟尽量靠近臀部，双手握住脚掌。腰背保持挺直状态，吸气。
2. 呼气，上体慢慢地向前弯曲，腹部要尽量贴在大腿上。肩部、肘部的高度两边要对称，头部和颈部要放松。初级练习者只做到这步即可。
3. 上体完全前屈后低头，保持5个呼吸，然后边吸气边慢慢恢复直坐姿势。换左膝在上、右膝在下重复练习。

瑜伽体式

2. 头碰膝前屈式

呼吸方法 腹式呼吸 练习次数 5 次

这个体式可以强健腹部器官，增加器官活力，帮助器官排毒；有助于延缓衰老、愉悦心灵、安宁精神。同时能滋养脊柱神经，激活脑细胞，放松大脑，排解压力。

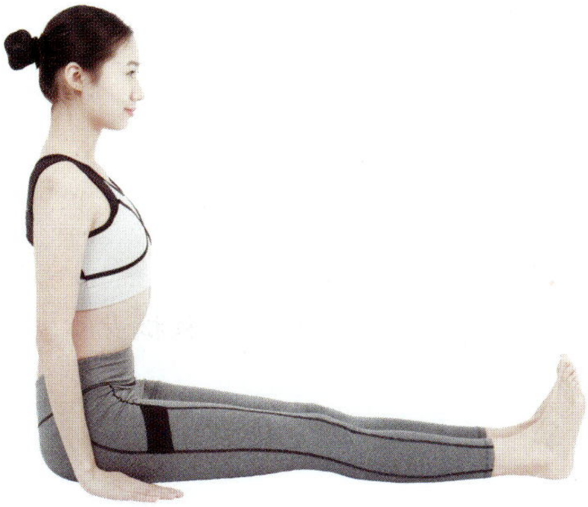

1. 坐在垫子上，双腿向前伸直，脚趾朝上。

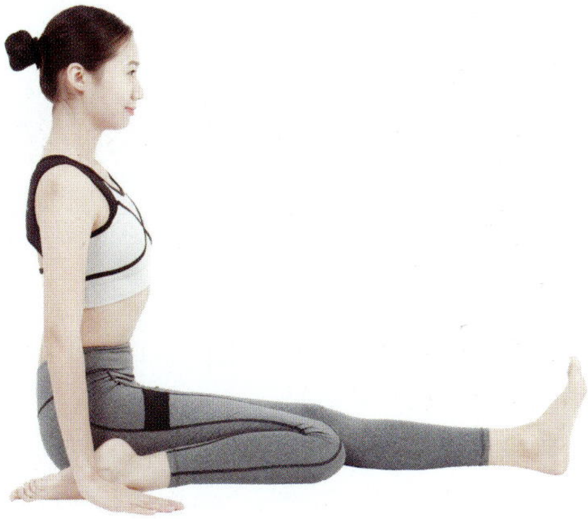

2. 右腿弯曲，右脚放于右髋关节旁，脚背摊开，脚趾向后放于地面上，右小腿内侧触碰右大腿外侧；左腿保持伸直。

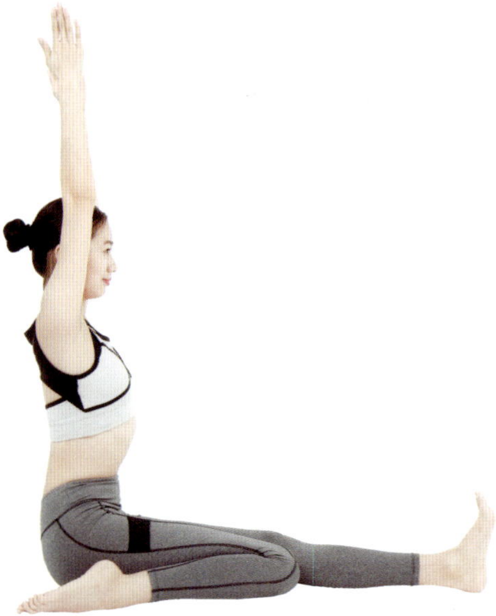

❸ 吸气，双臂向上伸展。

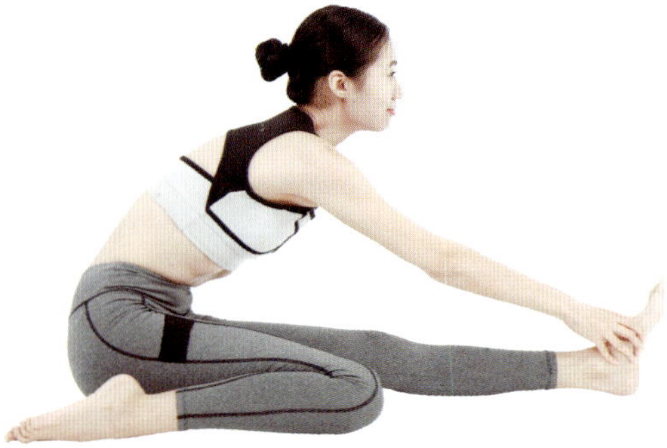

❹ 呼气，背部前屈，双手握住左脚，双膝并拢。

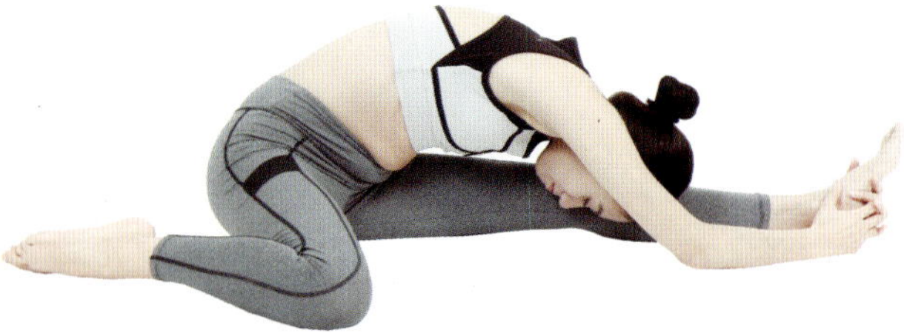

❺ 呼气，身体进一步向前弯曲，将前额、鼻子、下颌依次放在左膝上，保持这个姿势30~60秒。保持自然均匀地呼吸。

瑜伽体式 3.

前屈式

呼吸方法 腹式呼吸 **练习次数 5次**

练习这个体式可以伸展和调整脊柱，使脊柱神经恢复活力；能强健肝部、脾脏和肾脏，缓解胃部疼痛；还能充分伸展背部与双腿后部肌肉，缓解压力，使心情平静。

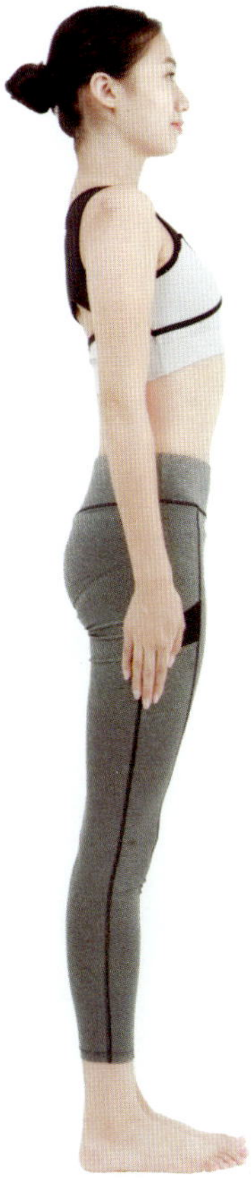

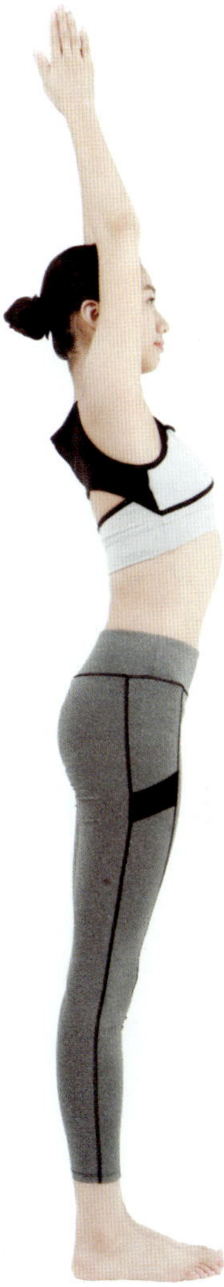

1. 山式站立，双手放在身体两侧，眼睛平视前方，调整呼吸。
2. 吸气，双臂慢慢从身体两侧向头顶上方伸展，双手合十。

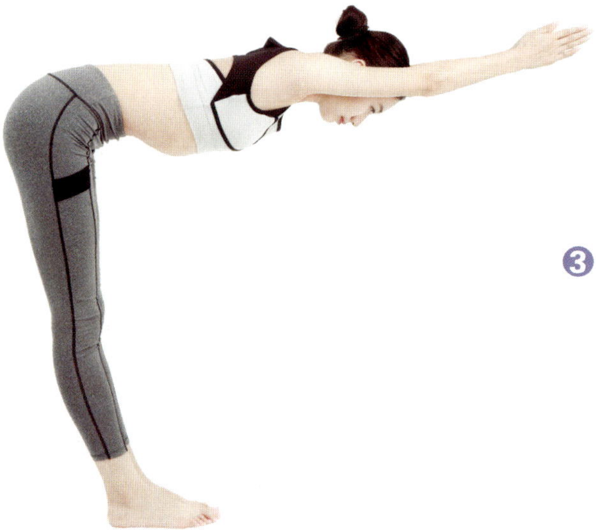

❸ 呼气，双臂带动上半身慢慢向前、向下，手臂与整个背部在一条直线上，且与地面平行，眼睛看向地面。

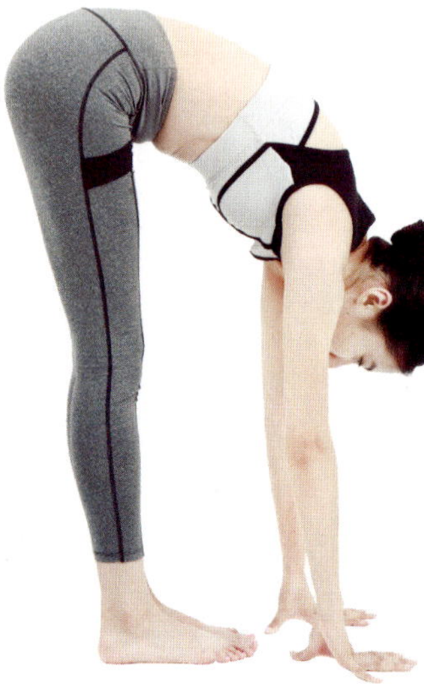

❹ 吸气，上半身继续向下俯身折叠，腹部尽量靠拢大腿，双手五指张开，撑住双脚前方的地面；保持姿势20秒。恢复山式站姿，按摩双腿和腰背部。

瑜伽体式 4.

风吹树式变式

呼吸方法 **腹式呼吸**　练习次数 **5 次**

这个体式能帮助练习者调整呼吸、缓解压力，进入一种宁静、祥和的状态。弯腰到极限时，不能屏气，要调整成顺畅自然的呼吸。

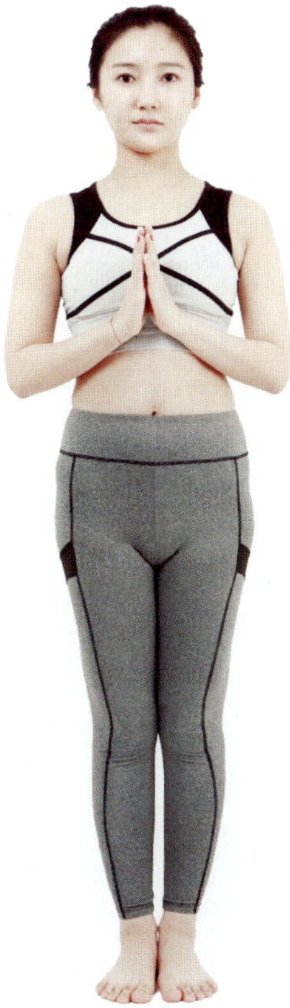

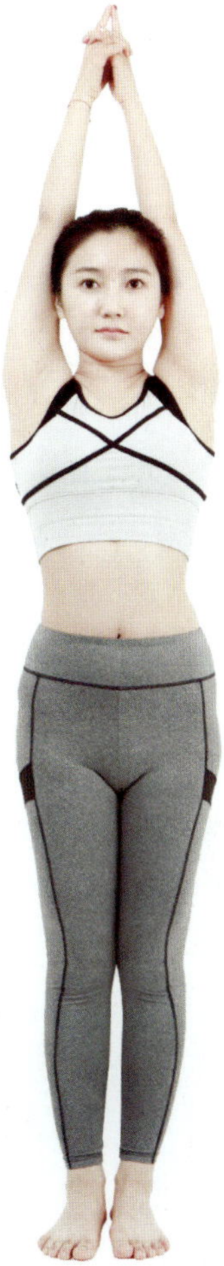

❶ 站立，双腿伸直并拢，腰背挺直，目视前方。双手于胸前合十，两食指向上，其他手指相扣。

❷ 吸气，保持手指相扣，双臂伸直高举过头顶。

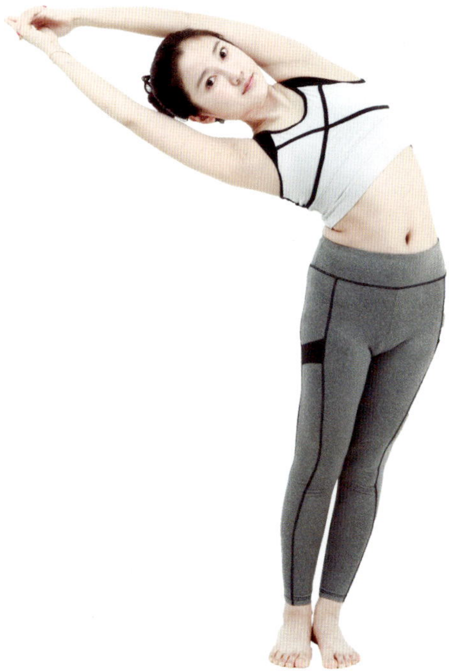

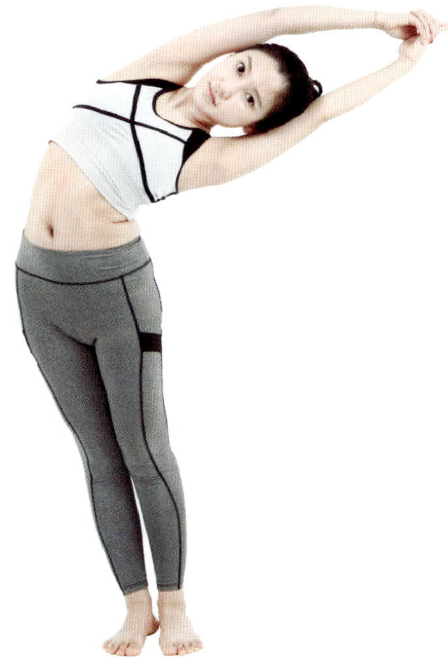

③ 呼气，向右侧弯腰，保持2~3个呼吸，充分感受左侧腰肌拉伸的感觉。

④ 吸气，上身回正，然后慢慢呼气，向左侧弯腰，保持2~3个呼吸。

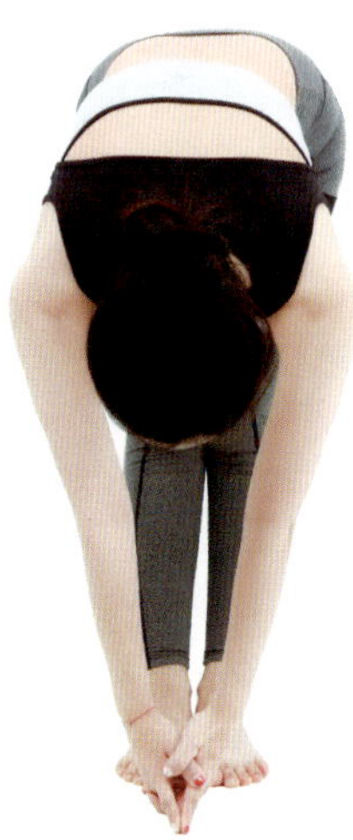

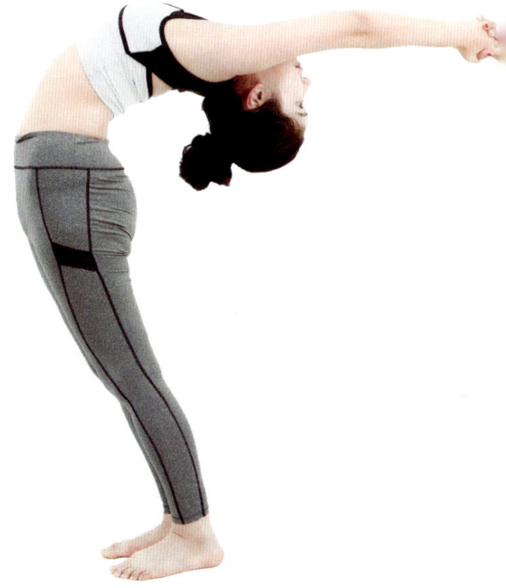

⑤ 吸气，上身回正；呼气，双臂带动上身向下弯，直至指尖触地。

⑥ 吸气，双臂带动上身向后上方伸展，头部后仰，保持数秒。呼气，身体还原至起始姿势。

瑜伽体式 5.

后抬腿式

呼吸方法 腹式呼吸 **练习次数 5 次**

压力过大会使我们的新陈代谢缓慢，于健康不利。这个体式可给全身供给充分的氧气和血液，从而帮助练习者找回心灵的平静。

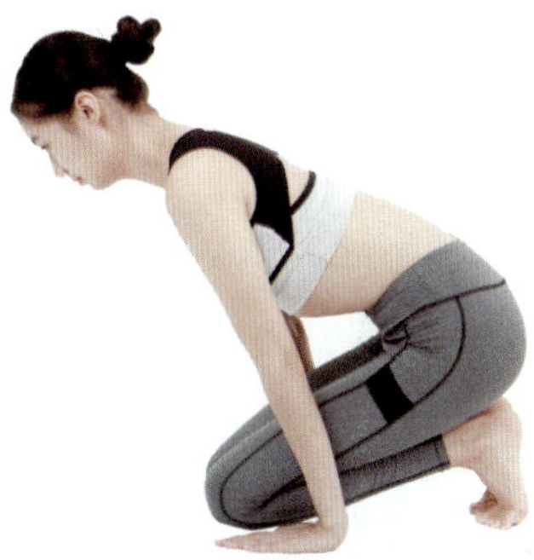

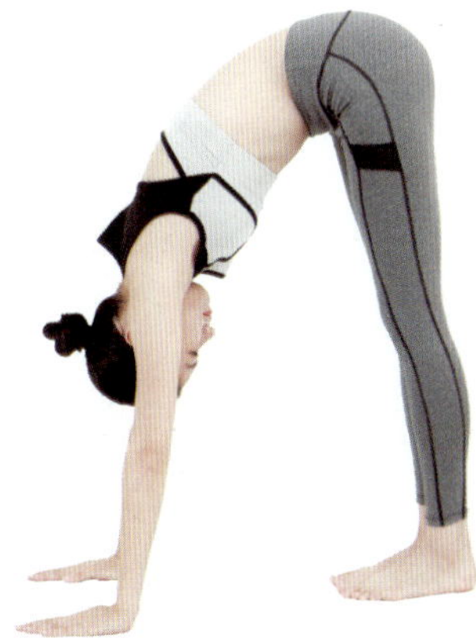

① 跪坐，竖起脚踝，脚尖着地，双手撑于膝盖两旁。

② 吸气，抬起臀部，伸直手臂和双腿使身体呈三角形。

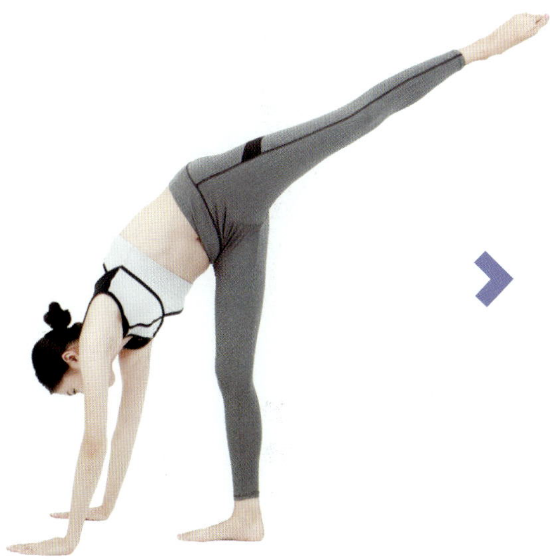

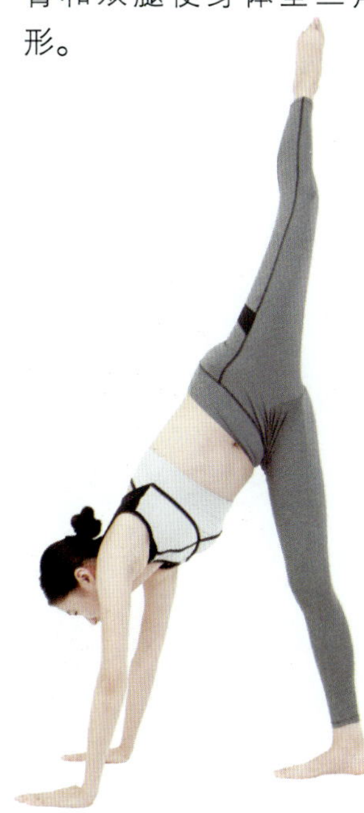

③ 呼气，左腿慢慢向上抬，膝盖绷紧，脚尖绷直。

④ 吸气，将左腿尽最大限度抬高，右腿伸直，收紧臀部，保持5个呼吸。

瑜伽体式

6. 摇摆式

呼吸方法 自然呼吸 **练习次数 5次**

这个体式可以按摩和强壮髋部、臀部和背部，放松僵硬的背部，加速血液循环，活化中枢神经，舒缓压力，缓解久坐造成的腰背酸痛；还有助于放松腹部区域，有助于消除腹中气体。

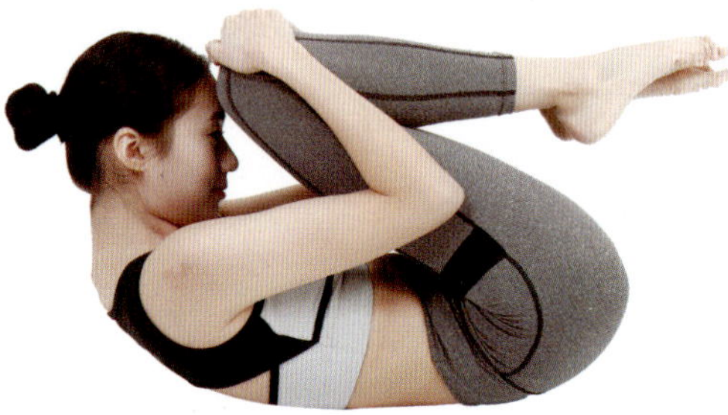

❶ 仰卧，双腿并拢屈膝，双手交叉抱住双膝部位并将双腿拉向身体，大腿紧贴腹部，脚尖绷直。腹部收紧，抬起上身，下巴内收并贴近膝盖，保持3~5个自然呼吸。

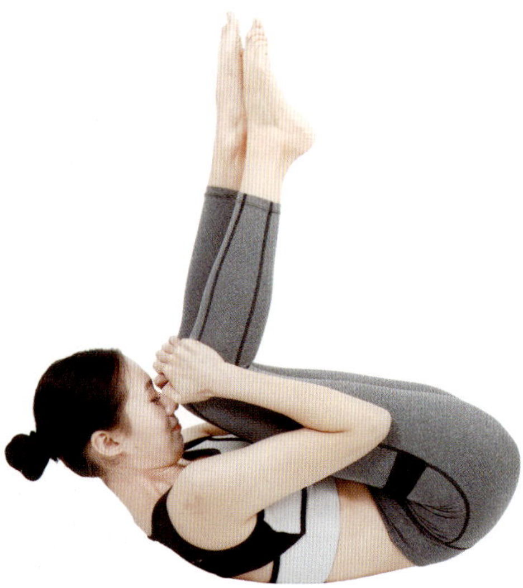

❷ 保持自然呼吸，身体像摇篮一样前后摆动，练习30秒，恢复到起始姿势并放松身体。反复练习5次。

\提示/

>> 有脊椎疾病的患者慎做该动作。练习时动作要轻柔，避免造成脊椎损伤。

瑜伽体式 7.

顶礼式

呼吸方法 喉式呼吸　练习次数 5 次

头部倒立的动作可以加速血液流动，将大量的新鲜含氧血液输送至头部，有效缓解头痛，并能增加皮肤弹性；同时强健上背部与肩膀的肌肉，有助于缓解肩背疲劳与胸部胀痛，舒缓压力。

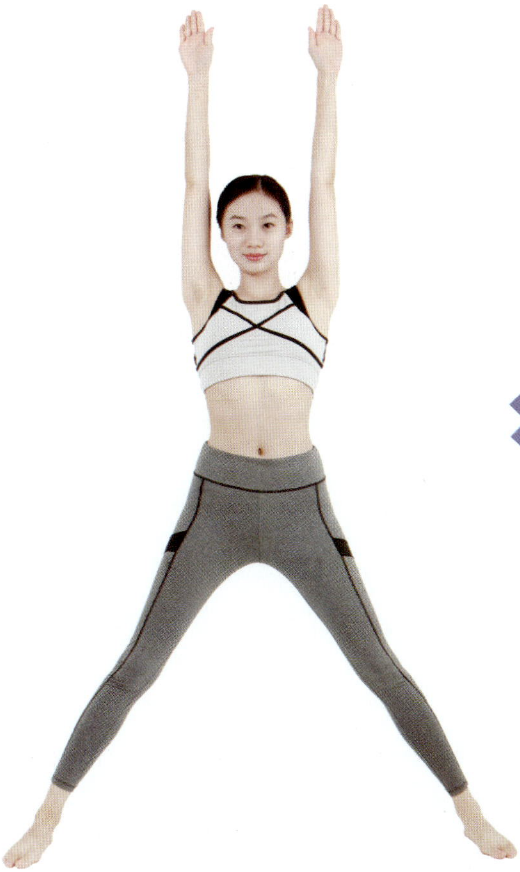

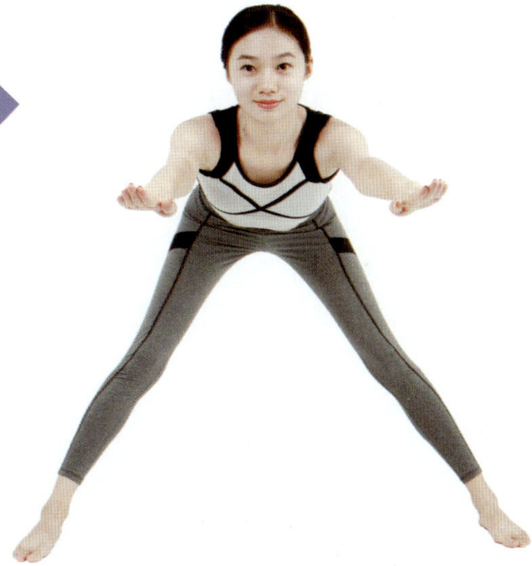

① 双腿左右打开约两个肩宽，呼气，双臂伸直，高举过头顶，手掌朝前。

② 吸气，上身向前弯，拉伸脊背，双手尽量向前伸直，让脊柱有延展的感觉。

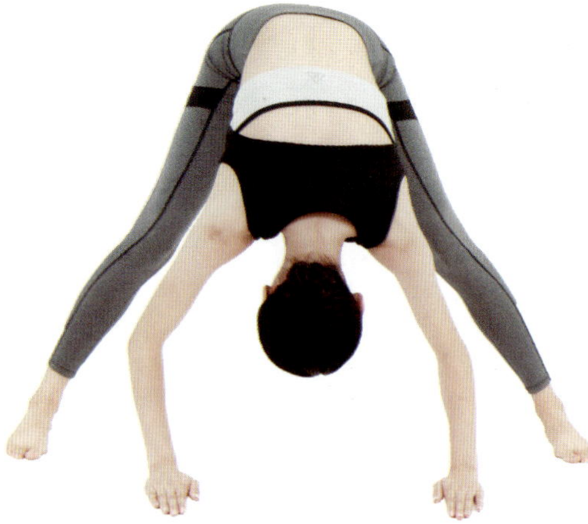

❸ 呼气，上半身向下弯，直至双手着地，把头顶放在双脚中间处，尽量和双脚在一条直线上，保持腿部伸直，膝关节不要弯曲。

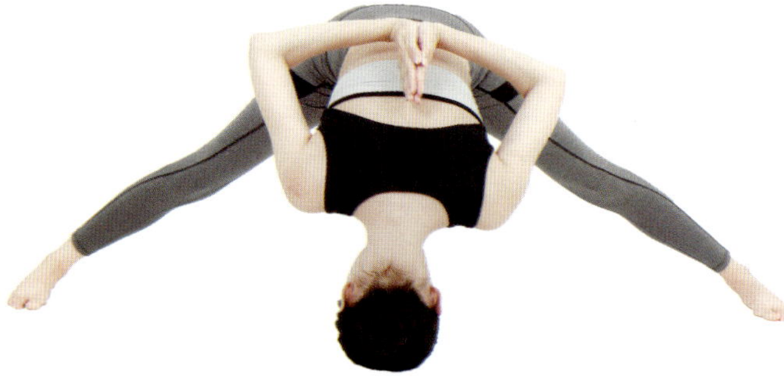

❹ 吸气，双手在背后合十。指尖指向头顶方向，头部、双脚在一条直线上，保持5个呼吸。慢慢直立，身体还原至起始动作。

瑜伽体式

8. 叩首式变式

呼吸方法 腹式呼吸 练习次数 5 次

这个体式可以舒缓头部和颈椎的紧张，促进头部血液循环，起到减压的效果。就寝或是开始工作之前，每天坚持做 2 遍以上有利于提高效果。

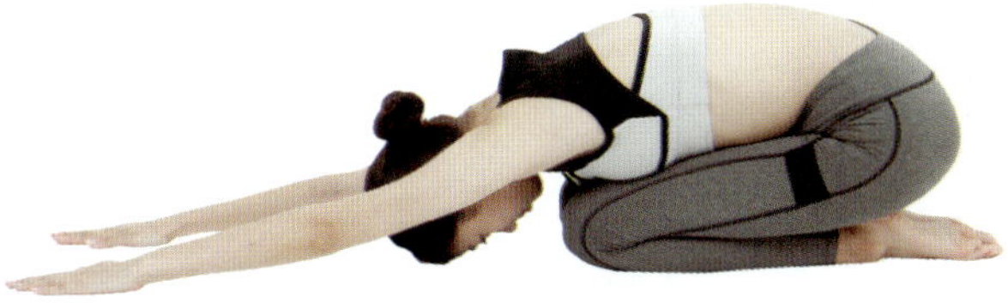

1 跪坐，上身往前弯，腹部贴于膝盖，双臂向前伸。

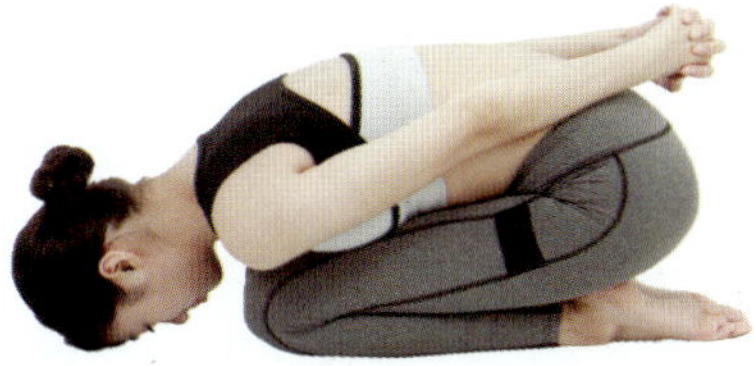

2 双手在后背交叉。

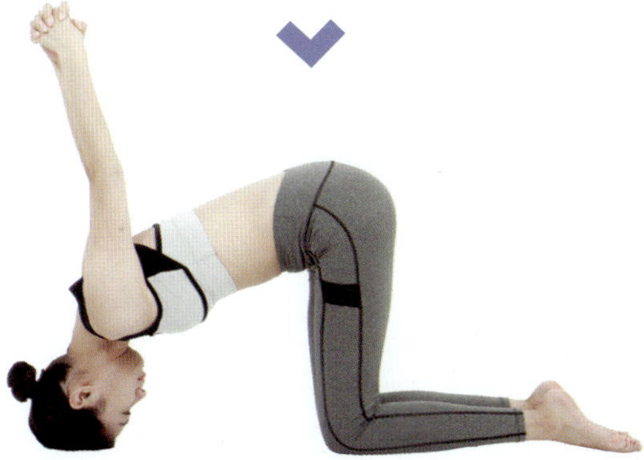

3 臀部慢慢抬起，从前额到头顶依次着地。

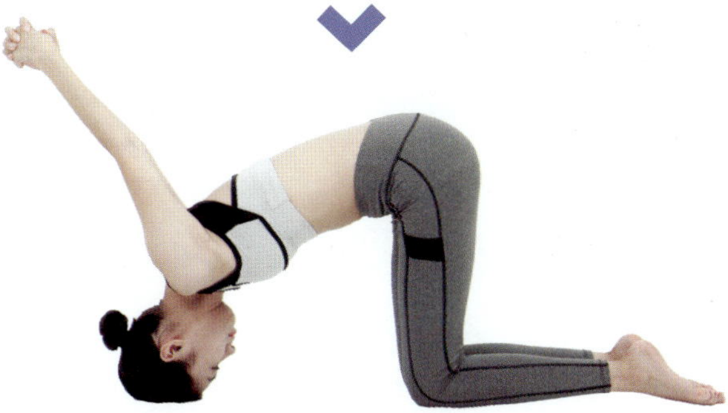

4 双手最大限度地伸向前方，用腹式呼吸法呼吸。

第二节

缓解焦虑

消除烦躁，平复情绪

通过瑜伽动作可以刺激身体各个部位、促进血液循环、增强内脏功能，有助于加速排出体内积聚的毒素，起到净血清脑的作用，从而使身体充满活力。坚持练习瑜伽会使人从烦闷、忧郁、起伏不定的杂乱心绪中完全解脱出来，消除积郁和不安，睡眠质量也会随之提高。

瑜伽体式 1.

牛面式

呼吸方法 腹式呼吸 **练习次数 6 次**

这个体式可以拉伸颈椎、脊椎、肩关节，舒缓肩颈部与背部肌肉，使身体更加轻盈、柔软，提升身心能量与活力，从而消除烦闷焦虑的心情。

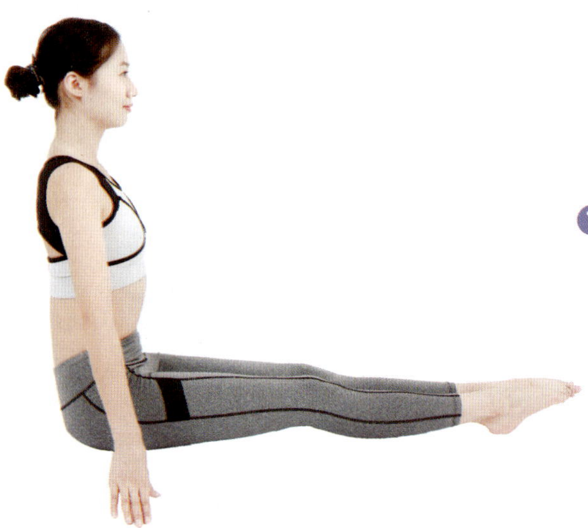

❶ 取山式坐姿，双手自然垂于体侧，调整呼吸。

\提示/

>> 练习牛面式时要想象手臂越拉越纤细的状态，这样胸部也会得到提升。

>> 如果肩关节比较僵硬，两手无法在背后相扣的话，可用瑜伽绳来降低难度。

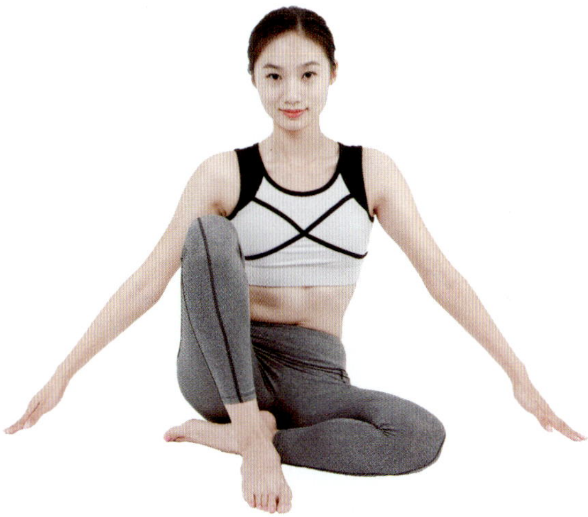

❷ 向内弯曲左膝，左腿贴住垫面，左脚脚掌尽量靠近臀部，右腿弯曲，与地面垂直。

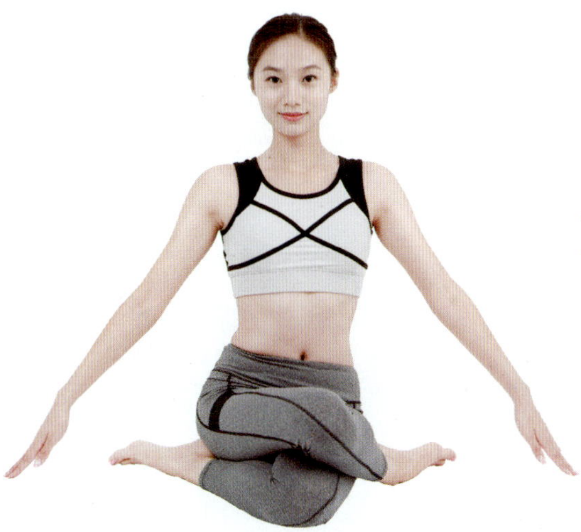

❸ 移动右腿贴住左腿，右脚掌尽量靠近臀部，两腿膝盖尽量在一条直线上。

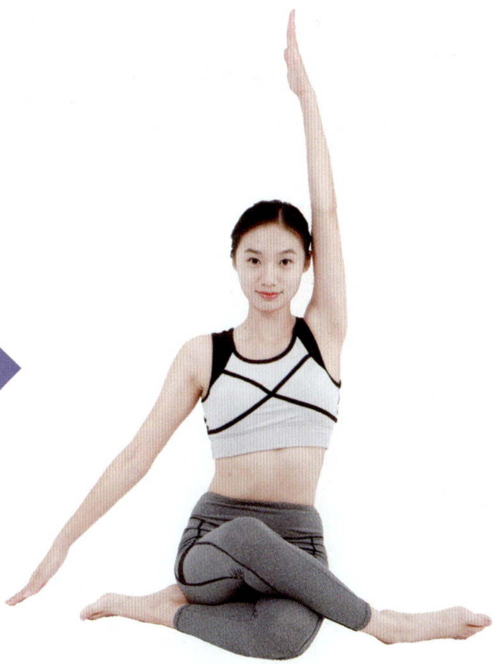

❹ 吸气，左臂向上伸展，右臂保持不动。

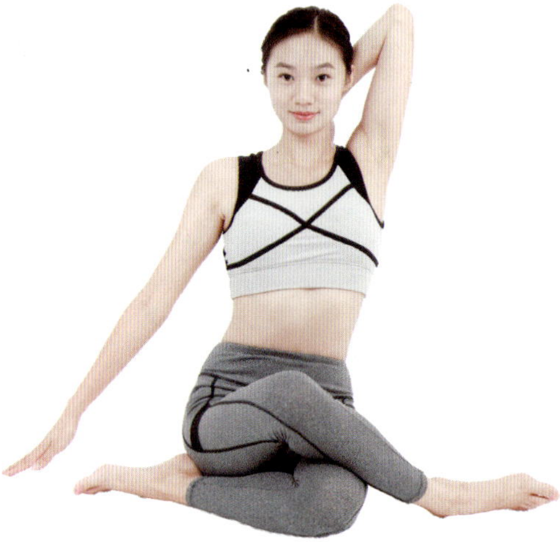

❺ 弯曲左手的手肘，左手贴于后背处。

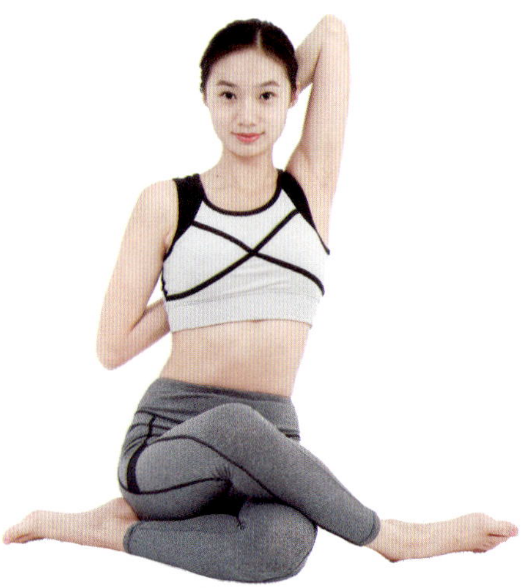

❻ 呼气，弯曲右臂，右臂从腋下绕到背后，贴于后背处，左手与右手在背后会合；保持姿势20秒。

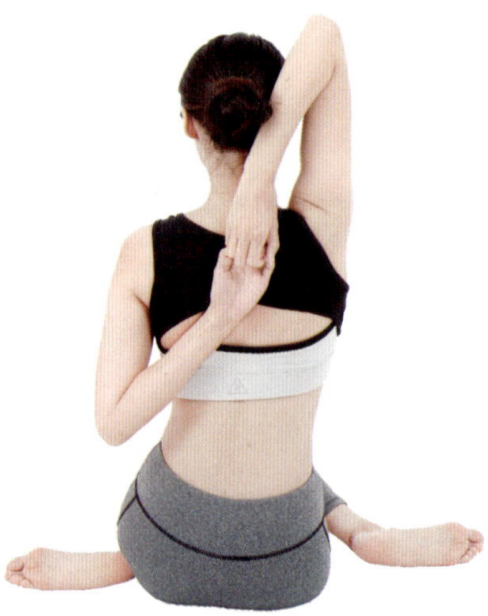

❼ 松开双手及双腿，换手臂及双腿的上下方向重复动作，保持姿势20秒。

瑜伽体式 2.

骑马式

呼吸方法 胸式呼吸　练习次数 5 次

心情烦躁时，练习这个体式可以加快全身血液循环，缓解烦躁的心情；还可以松弛腿部肌肉，增加上身能量，使身体充满活力。

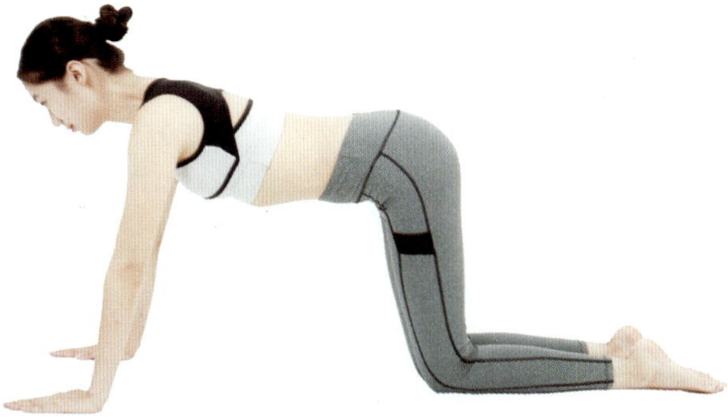

❶ 呈四脚板凳状跪立在地面上。

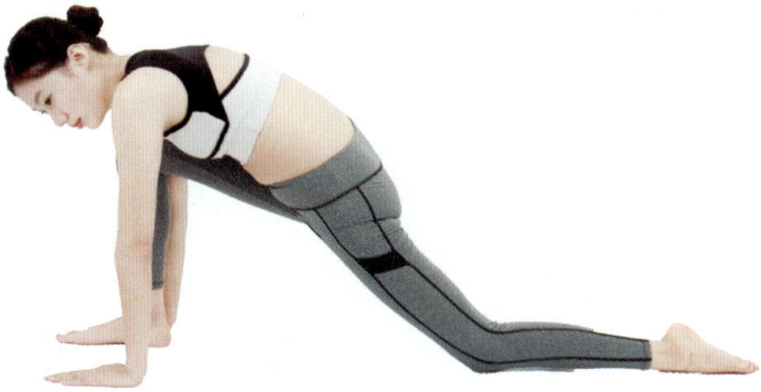

❷ 右腿向前伸向双臂间，小腿与地面呈直角。

\提示/

>> 练习时膝盖垂直于地面，不要向外歪斜以确保身体平衡。

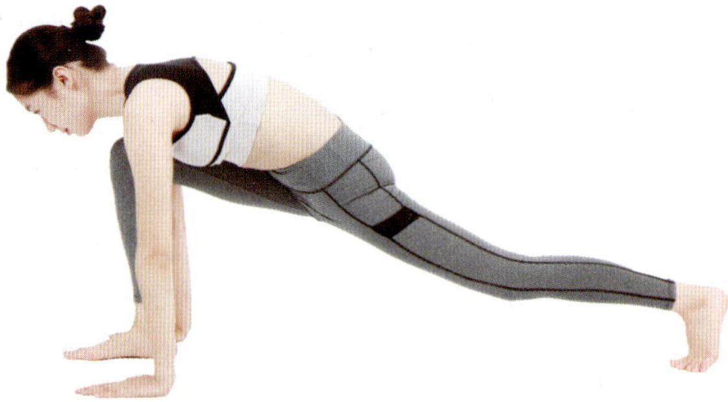

❸ 左膝伸直，身体重心放在双手和右脚上。

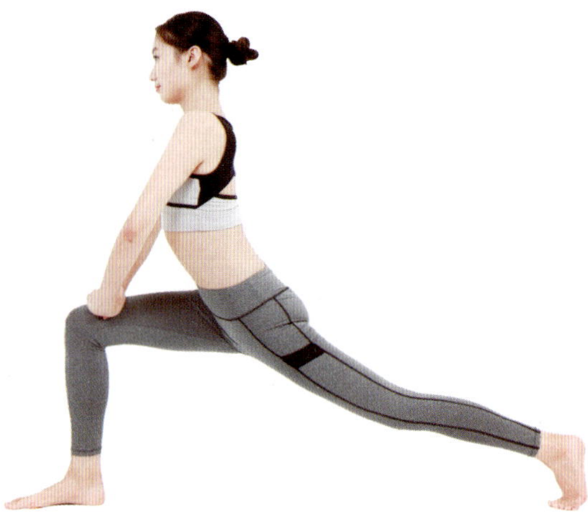

❹ 双手置于右膝上，上身尽量挺直，不要耸肩。

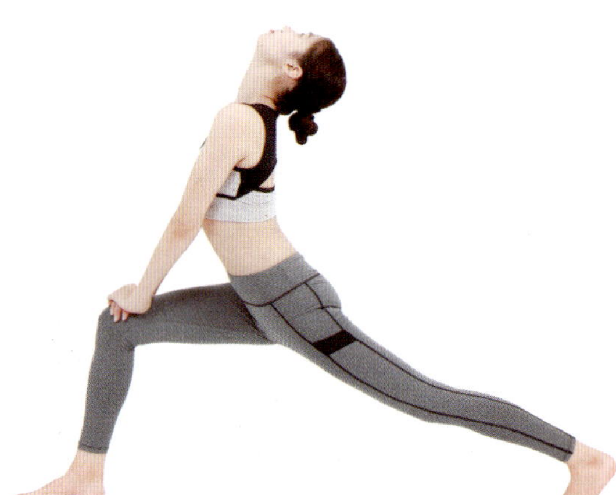

❺ 吸气，上身慢慢向后仰，保持3个呼吸。换另一侧重复练习。

瑜伽体式

3.

鳄鱼式

呼吸方法 **腹式呼吸** **练习次数** **5 次**

这个体式能促进脊椎区域的血液循环，消除身体肌肉的紧张感，让身体从疲倦中解放出来。心情烦闷时，做这个体式可以舒展胸部，疏通经络，使人心情舒畅。

1. 俯卧在垫子上，下巴点地，双腿并拢伸直，双手自然放在身体两侧，掌心向上。

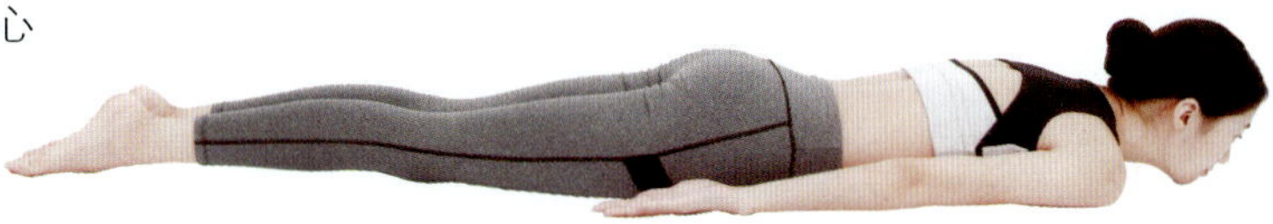

2. 弯曲手肘，双手撑住肩部下方的地面，头部和胸部向上抬起，目视前方。

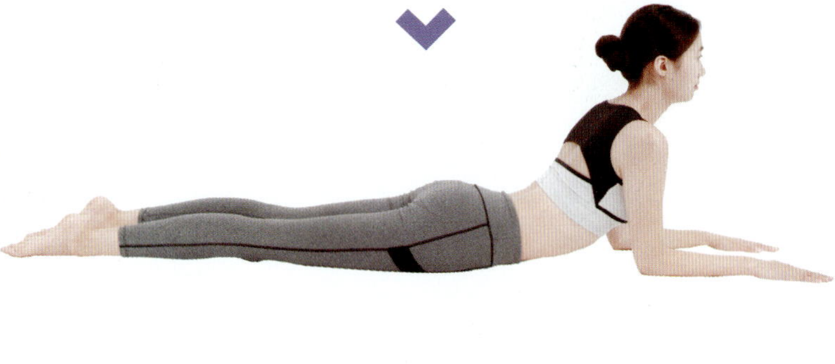

3. 抬起两小臂，两手肘在胸前并拢着地，两手腕相对，下巴枕在两手掌之间，全身放松，保持此姿势15秒。恢复俯卧姿势，脸转向一侧，休息。

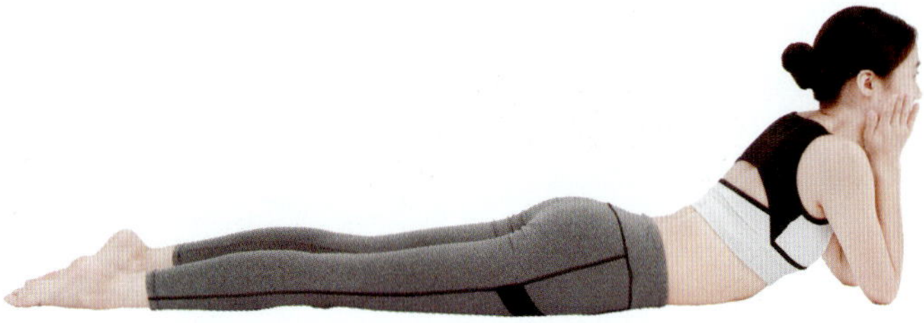

瑜伽体式

4. 树式

呼吸方法 腹式呼吸　练习次数 5 次

这个体式有助于培养身体平衡力和集中力，缓解紧张焦虑的情绪，还可以塑造优美的体态。练习时，可以想象腿是树根，身体是树干，手臂是树枝，这样可以帮助身体保持稳定。

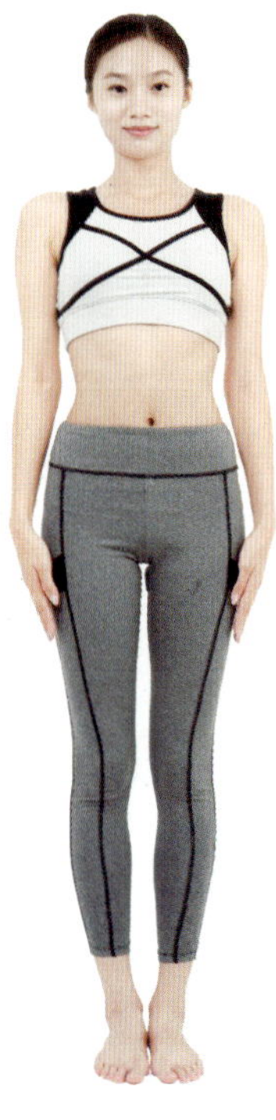

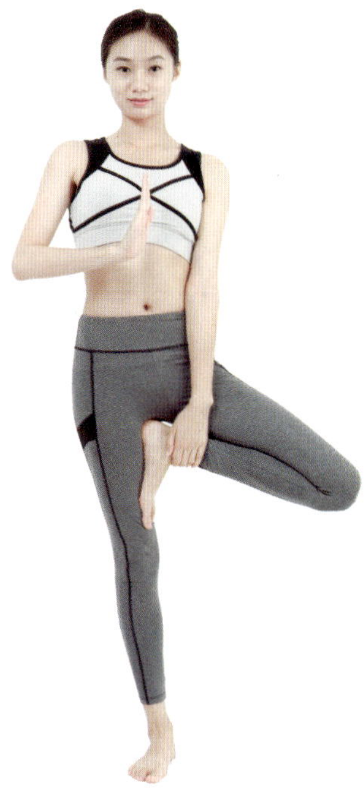

❶ 山式站立，双脚并拢，挺直腰背。

❷ 左腿屈膝，左脚掌贴于右腿的大腿根部。

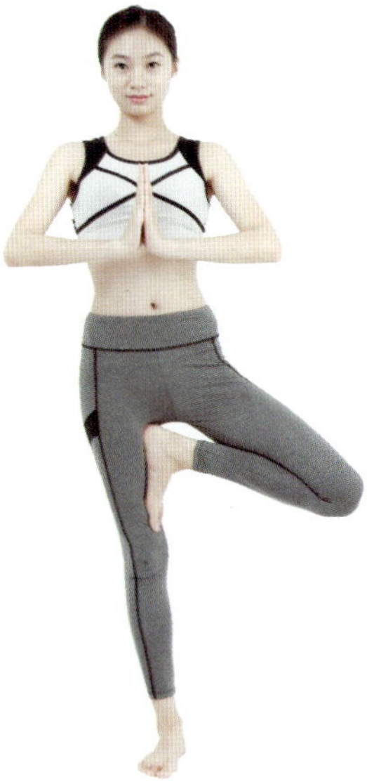

❸ 双手在胸前合十。

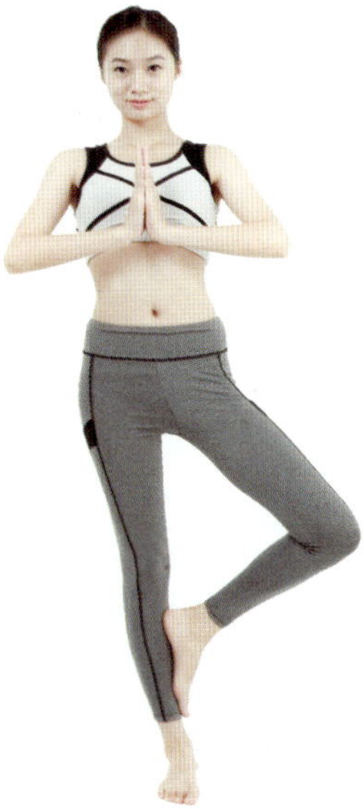

难度调整

如果感觉左脚放在右大腿根部完成起来有困难，可将左脚掌贴在右腿膝盖附近，上半身姿势不变。

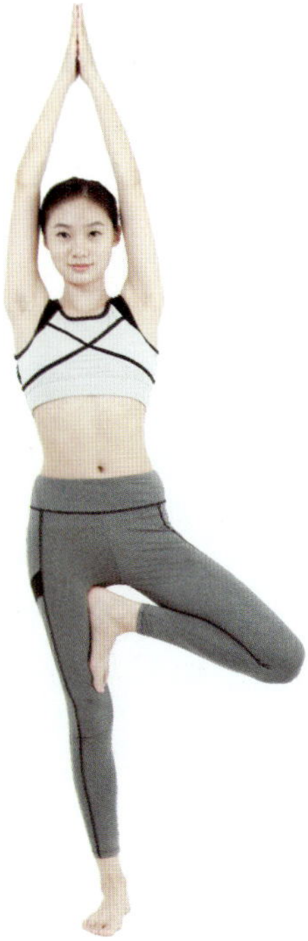

❹双臂向上伸直，保持10个呼吸。慢慢放下双手和左腿，换另一侧练习。

瑜伽体式

5. 侧身敬礼式

呼吸方法 腹式呼吸　练习次数 6次

这个体式能拉伸胸部、腰部、手臂、大腿、小腿和臀部肌肉，有效塑造优美形体；能增强人体平衡能力，消除紧张烦躁的情绪，让人心情平和宁静。

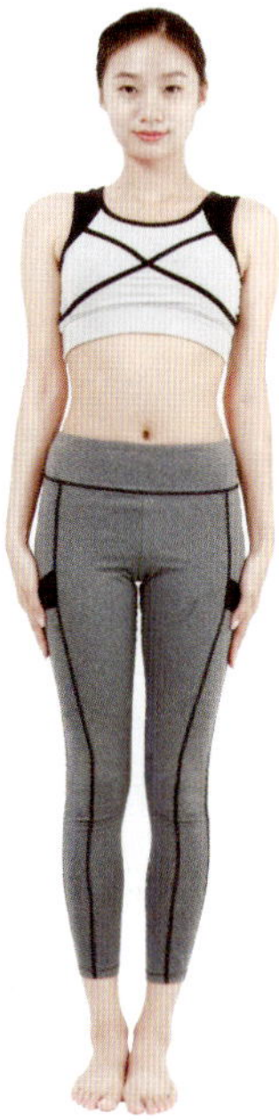

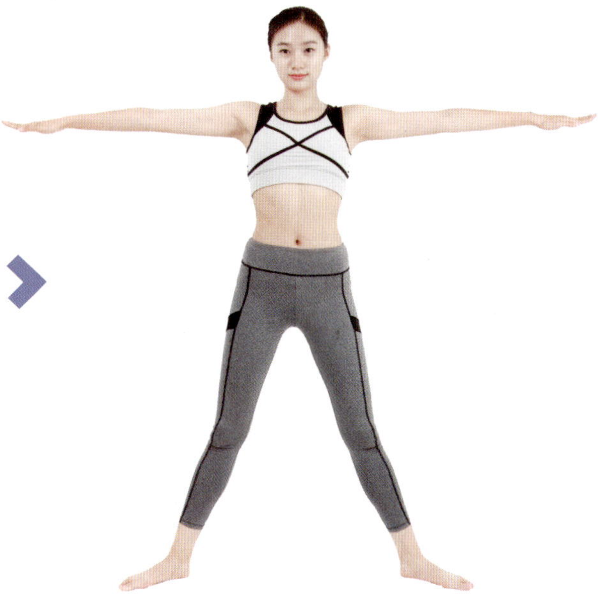

❶山式站立，双手放在身体两侧，眼睛平视前方，调整呼吸。

❷吸气，双腿分开约两肩宽，双脚分别向两侧转90度，双臂侧平举，与肩平行。

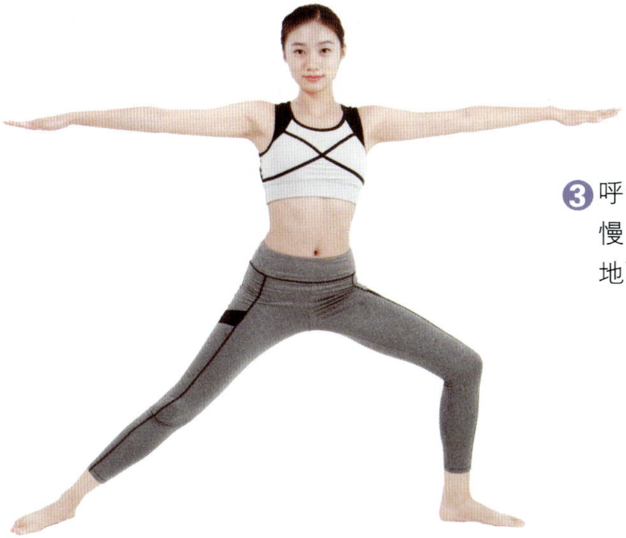

❸ 呼气，弯曲左膝，身体慢慢向下蹲，直到左小腿与地面垂直。

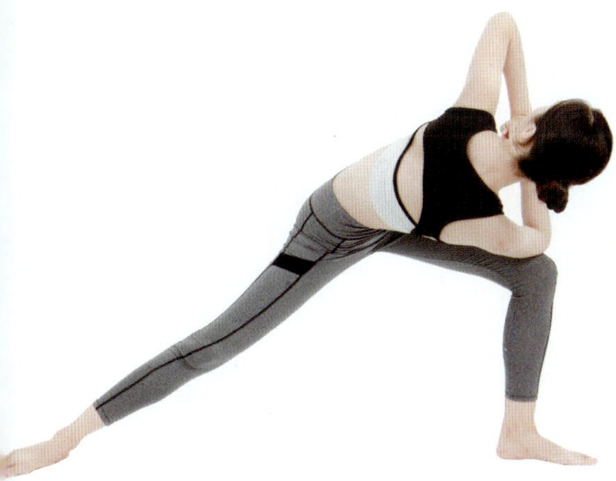

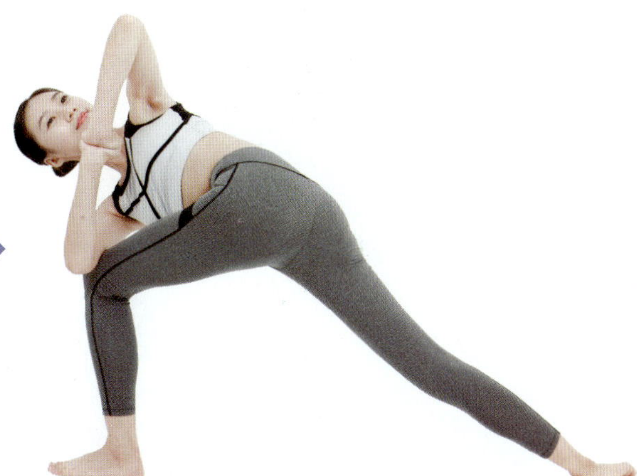

❹ 深呼吸，上半身向左侧扭转并俯身向下，双手在胸前合十，右手肘抵住左膝盖外侧，眼睛看向左上方；保持姿势20秒。

❺ 上半身慢慢恢复直立，身体呈山式站姿，休息片刻后，换另一侧重复动作。

\提示/

>> 练习过程中，要时刻注意保持身体平衡。做第④步和第⑤步的时候，要慢慢将身体转过去，回正时速度也要缓慢。

瑜伽体式

6. 展臂式

呼吸方法 腹式呼吸　**练习次数 6 次**

这个体式能充分伸展手臂和肩背部，消除大臂和背部堆积的多余脂肪；后仰的动作可使人头脑清醒，情绪恢复平静。

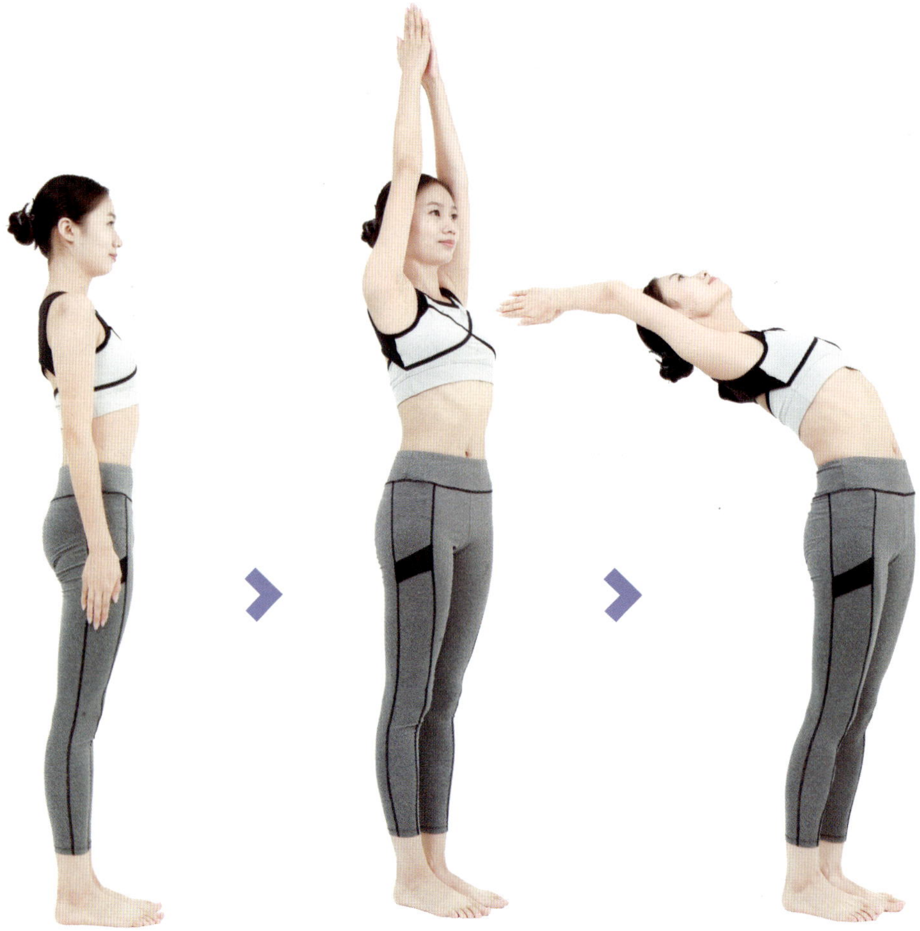

❶ 山式站立，挺直脊柱，双手自然垂于体侧，眼睛平视前方，调整呼吸。

❷ 双臂向头顶伸直，双手在头顶合十。

❸ 深吸气，以腰腹部为轴点，双臂向后上方用力，带动上半身向后弯曲；呼气，保持姿势10秒。

\提示/

>> 如果双手在头顶伸展时不能很好地保持身体稳定，可改用双手扶住腰部来做，以降低难度。

第三节 提振精神

提神醒脑，增强专注力

练习瑜伽可以改善身体的气血循环，瑜伽缓慢而深长的呼吸方式也可以将更多富含氧气的新鲜血液输送到头部，使人恢复活力。瑜伽中一些倒立的体式可以刺激按摩头部的穴位，增加头部的供血量，起到提神醒脑的作用。练习本节的瑜伽体式可以伸展身体的各个关节，活化中枢神经，增强脑细胞的活力，提升专注力，令头脑更清醒、思维更活跃。

瑜伽体式 1. 背后祈祷式

呼吸方法 腹式呼吸　练习次数 5 次

这个练习可以伸展上背部，增加颈椎柔韧性，加速肩背部的血液循环，伸展脊柱的同时扩展胸部，提升身心活力，使精神更加集中，并能改善因久坐引起的含胸屈背现象。

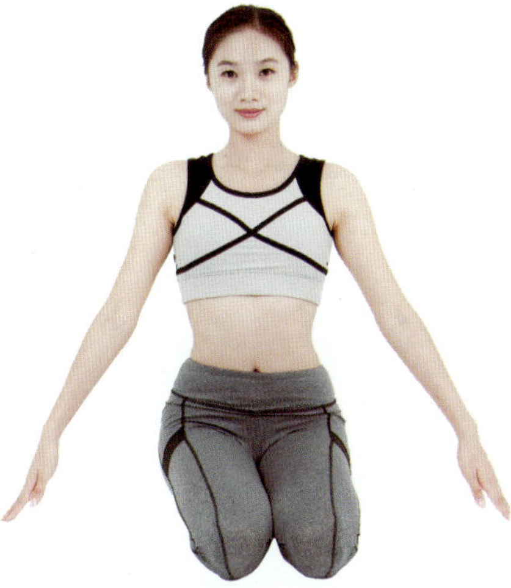

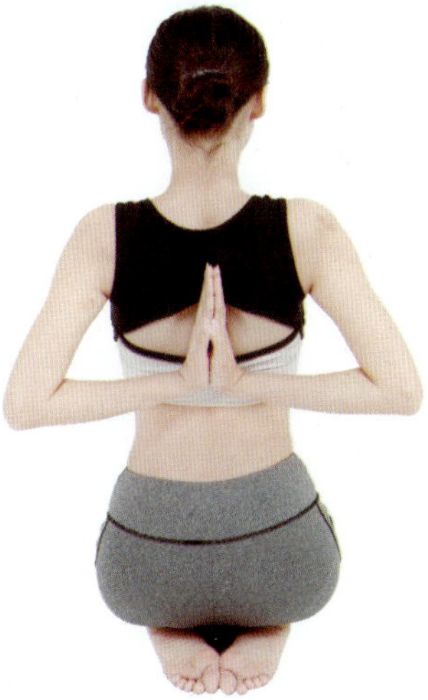

① 取金刚坐姿，双手自然垂于体侧，眼睛平视前方，调整呼吸。

② 保持腿部姿势不变，双臂贴住背部弯曲，双手合十，同时翻转指尖向上，尽量扩展胸部；保持姿势20秒后松开双手及双腿，休息。

瑜伽体式

2. 鱼式变式

呼吸方法 腹式呼吸 **练习次数 5次**

集中力下降时，想活跃大脑就要促进颈部和头部的血液循环。这个体式能有效放松颈部僵硬的肌肉，同时能按摩刺激头部，有助于集中精神。练习时要有身体被轻轻向上拉的感觉。

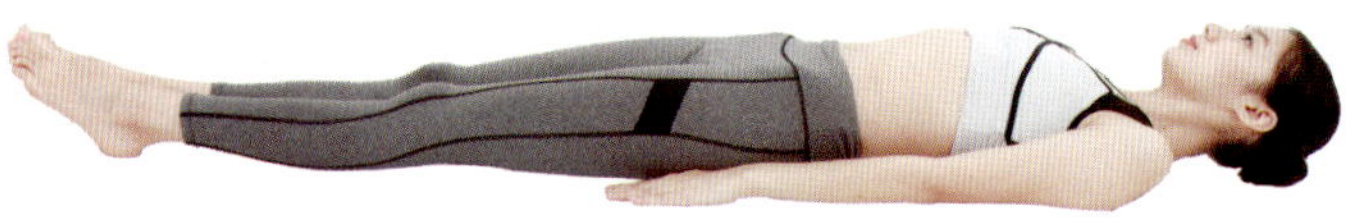

1. 仰卧，双腿并拢，双臂自然放在身体两侧的地面上，掌心朝下。

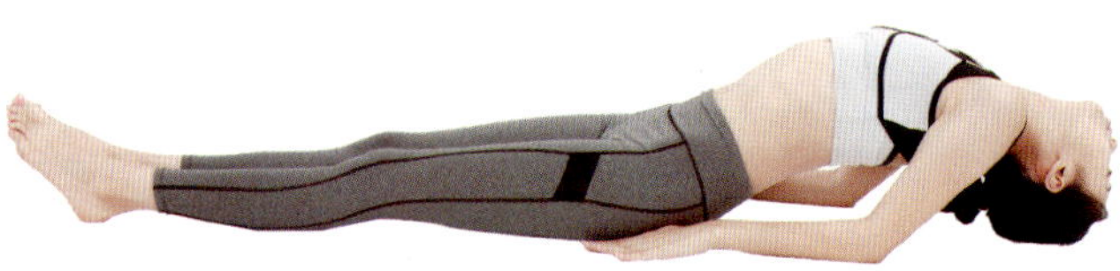

2. 吸气，慢慢拱起背部，将头顶轻轻抵在地面上，膝盖并拢，臀部不要离开地面。

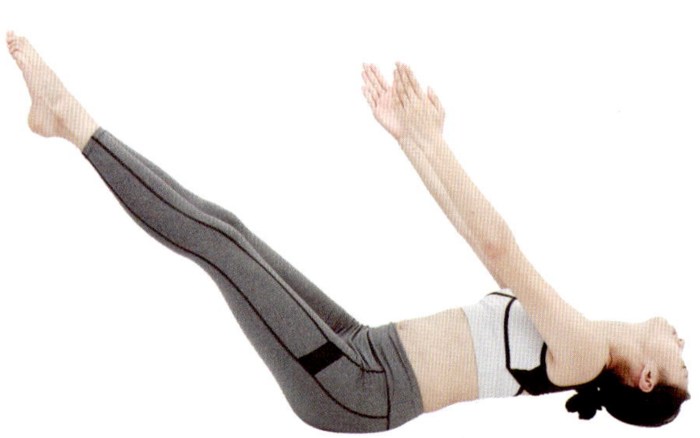

3. 呼气，头顶不要离地，上身保持拱起的姿势，双腿伸直并拢向上抬起，脚尖绷直，双臂掌心相对向上抬起，与腿部平行，收紧腰腹部，保持5个呼吸。

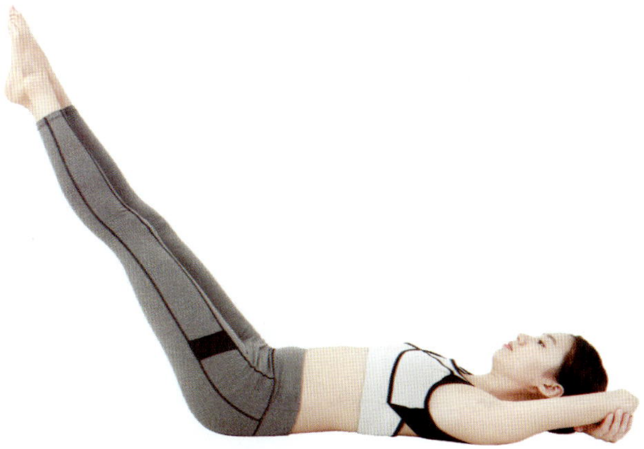

❹ 吸气，双腿保持抬起并拢的姿势，头部与上身收回，双手在头部后侧交叉，后脑勺枕在手臂上，肩背部贴于地面，保持5个呼吸。

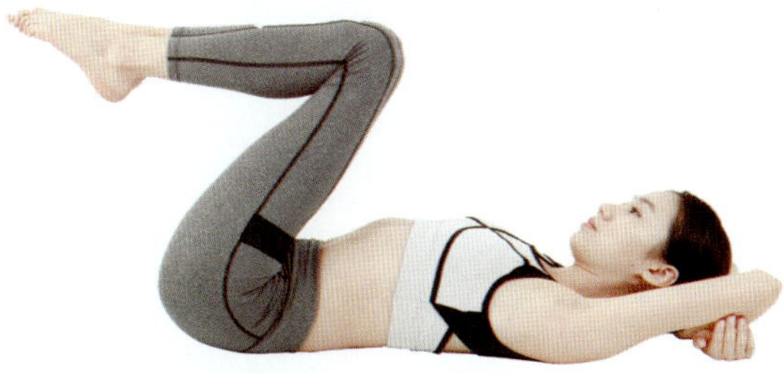

❺ 呼气，腿部并拢屈膝，脚背绷直，大腿向身体靠近，小腿与地面保持平行，保持5个呼吸。然后恢复到起始姿势，放松全身。

\提示/

>> 在练习的过程中，可借助双手肘的力量推起上身，保持胸腔的向上扩张，以减轻头部着力点所承受的压力。

瑜伽体式

3.

膝立式

呼吸方法 腹式呼吸 **练习次数 5 次**

这个体式通过腿部与臂部的协调动作，控制身体的平衡，有助于集中注意力，使身体充满活力。练习此式在增强身体稳定性的同时，可以收紧臀部，使膝关节更加灵活。

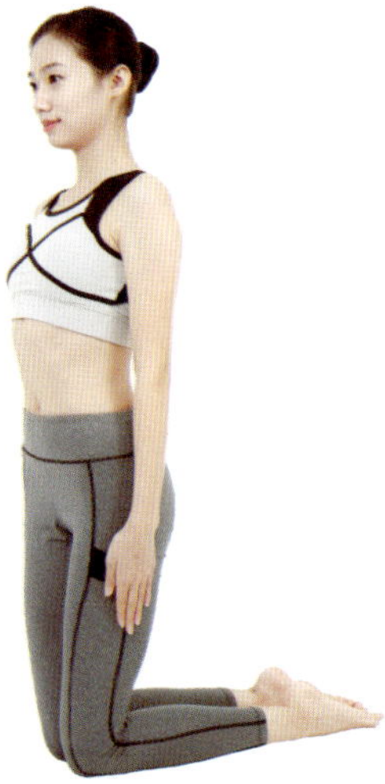

❶ 跪立，腰背挺直，双臂自然垂于身体两侧，收紧臀部。

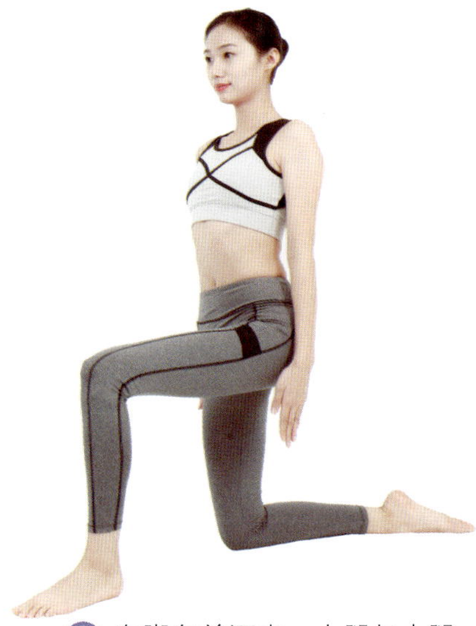

❷ 左脚向前迈出，大腿与小腿呈90度角。

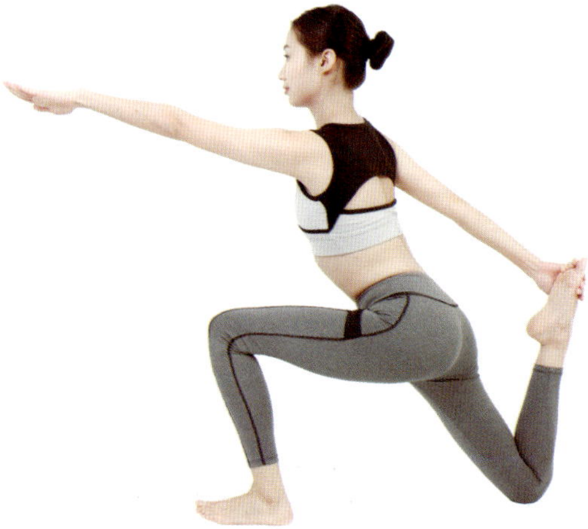

❸ 吸气，右脚向上抬起，用右手抓住右脚脚尖，左手向前伸直。

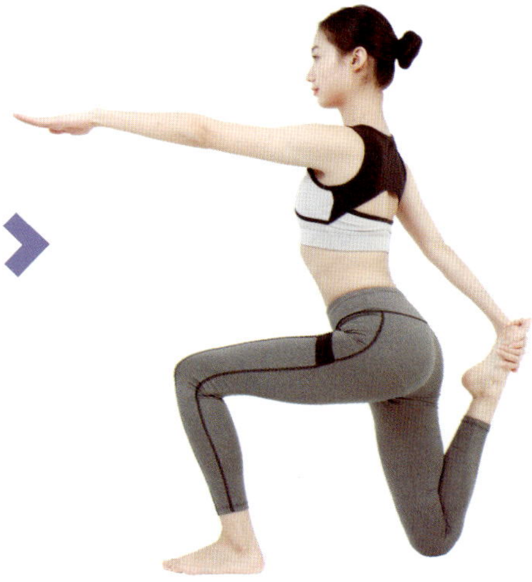

❹ 呼气，将腰部、背部挺直，右脚向后带，保持5个呼吸。慢慢还原身体，换另一侧练习。

瑜伽体式 4.

桥式

呼吸方法 腹式呼吸 **练习次数 5次**

若腹肌的力量不足，则会使腰部承受过重的力量，容易引发腰痛。练习这个体式可以增强脊椎的力量，减轻腰部负担，矫正脊椎，增加身体的活力，提振精神。

1. 平躺于地板上，双手放在身体两侧，手心向下，双膝弯曲，双脚分开与髋同宽，脚跟与坐骨呈一条直线，脚尖向前。

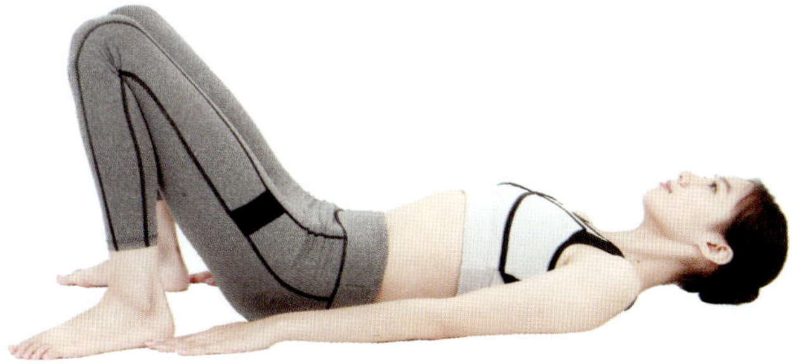

2. 双脚下踩，抬起骨盆，臀部离地；当臀部向上抬高时，脊椎骨从下背部依次提起；臀部抬到最高位置时，上背部也抬离地面。

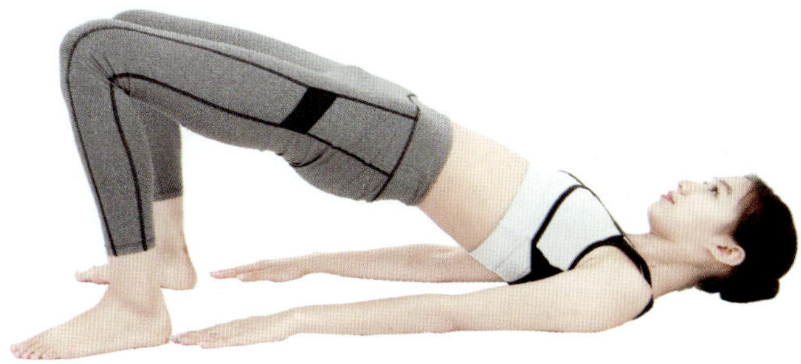

3. 双手支撑腰部，同时舒展胸部，挺起腰腹，使臀部抬得更高，保持5个呼吸。呼气，从上背部依次将脊椎骨一节节慢慢放下，直到身体回到起始位置。

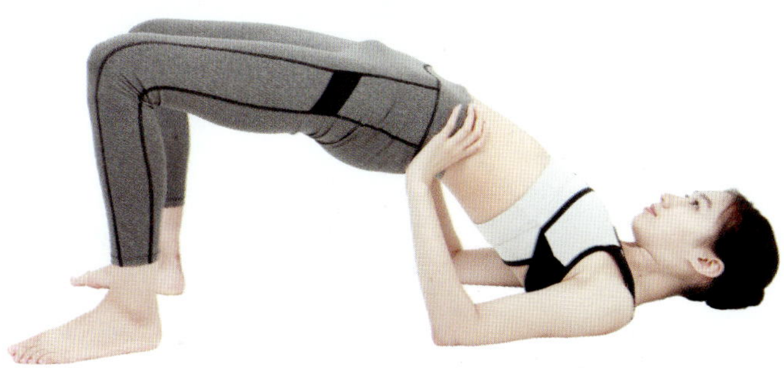

\提示/

>> 练习动作时双膝距离要始终保持不变。若刚开始靠腹部力量提起躯干很难，可以用手扶住腰。

>> 每次做完动作后，要把后腰贴在地面上，稍作休息。

瑜伽体式 5.

简易眼镜蛇式

呼吸方法 腹式呼吸 **练习次数 5次**

练习这个体式能刺激背部肌肉并扩展胸部肌肉，使呼吸更加深长；不仅能消除身心紧张，还能提高判断力。坚持练习可以有效调节自主神经，增加耐力与自信心，提振精神。

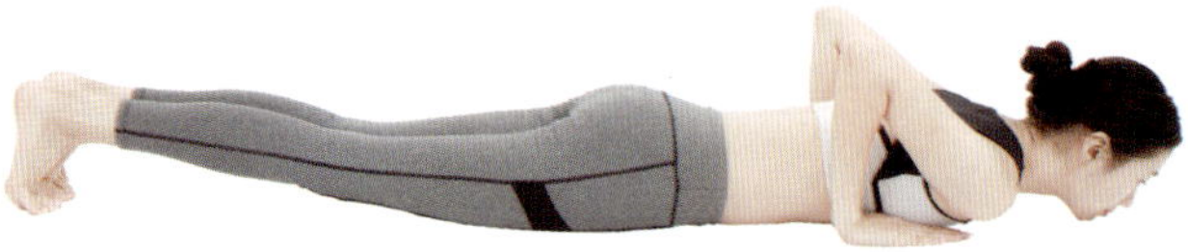

1. 俯卧，下巴触地。双脚并拢，用脚尖支撑地面。双肘弯曲立起，手指朝前，双手平放于胸部两侧的地面上，肘部收紧。

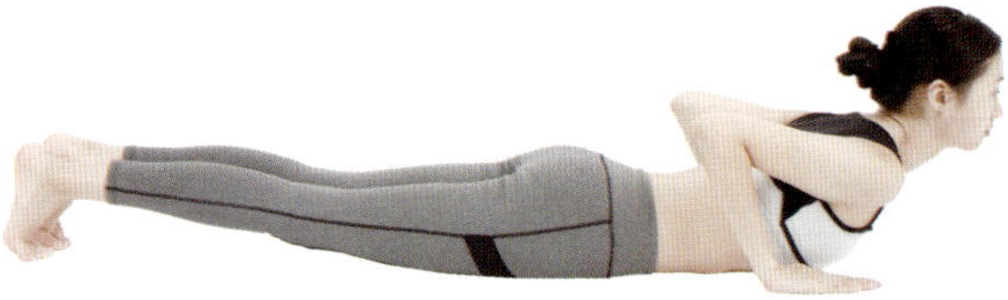

2. 吸气，下巴向上抬起，膝盖绷直。

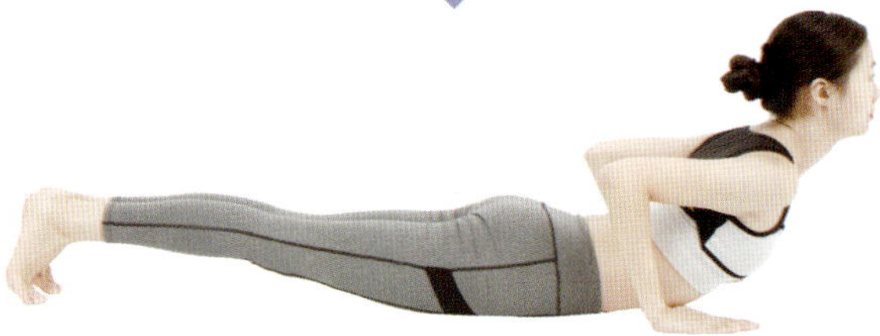

3. 边慢慢吸气边将下巴尽量向上伸，收紧双肘，膝盖绷直，保持10个呼吸。边呼气边将身体收回，下巴触地。

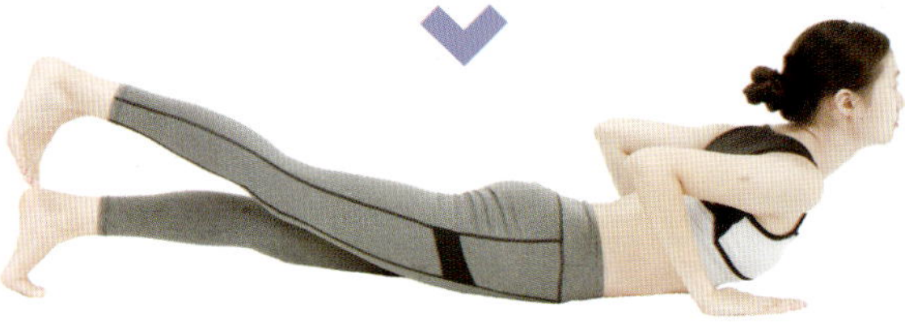

4. 吸气，下巴尽量向上伸，充分伸展颈部，双肘绷紧，用手掌支撑地面。右腿向上抬起，膝盖绷直。保持5个呼吸。吸气，换另一条腿重复练习。

瑜伽体式 **6.**

风车式

呼吸方法 腹式呼吸 **练习次数 3次**

这个体式能拉伸侧腰，燃烧腰部多余脂肪，放松僵硬的腰背部，有效舒展腰背部肌肉群；能伸展腿部后侧肌肉群，消除身体疲劳感和烦躁不安的情绪，使人恢复活力。

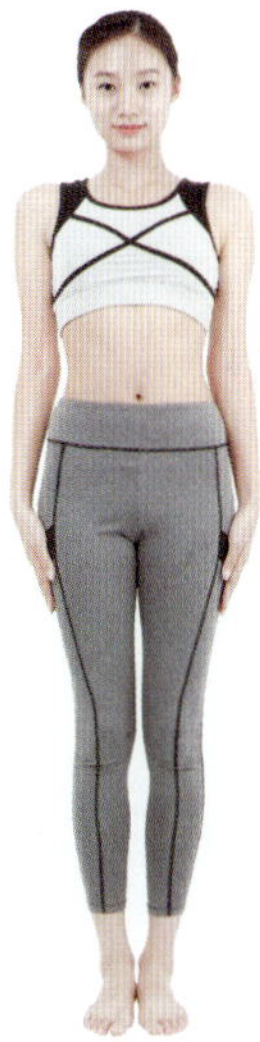

❶ 山式站立，双手放在身体两侧，眼睛平视前方，调整呼吸。

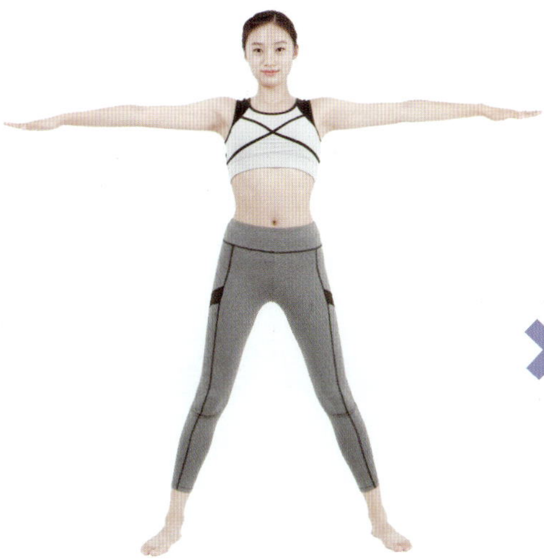

❷ 吸气，双腿分开约两肩宽，双臂侧平举，与肩部平行。

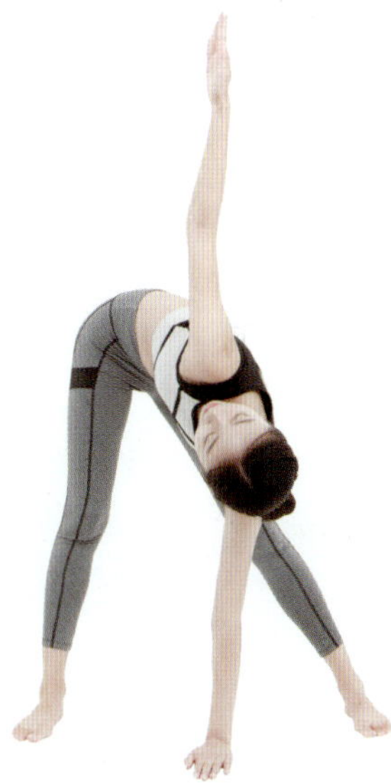

❸ 呼气，上半身慢慢向前、向右扭转，左手撑住双腿中间的地面，右臂向上伸展，眼睛看向右手指尖，保持姿势20秒；换另一侧重复动作。

\提示/

>> 腰躯转动时，双臂尽量在一条直线上。

瑜伽体式

7. 下犬式

呼吸方法 胸式呼吸 **练习次数 5次**

如果人体缺乏日常生活所必需的能量时，就很容易感到疲劳。这个体式可以促进肩膀、腿部、脊椎的血液循环，舒缓僵硬的肌肉，增强身体活力。

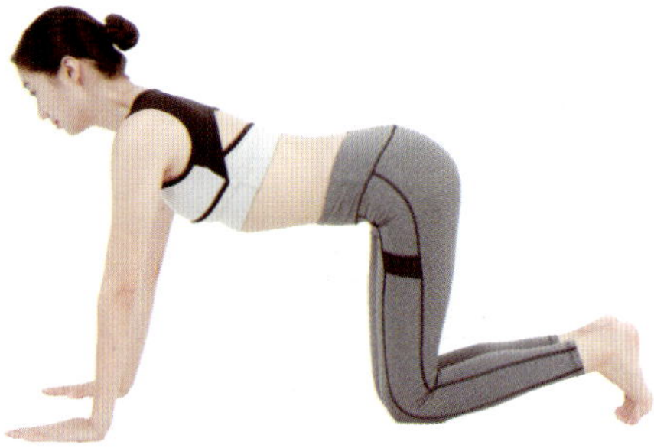

❶ 手掌和膝盖着地。双臂垂直于地面，双膝并拢。

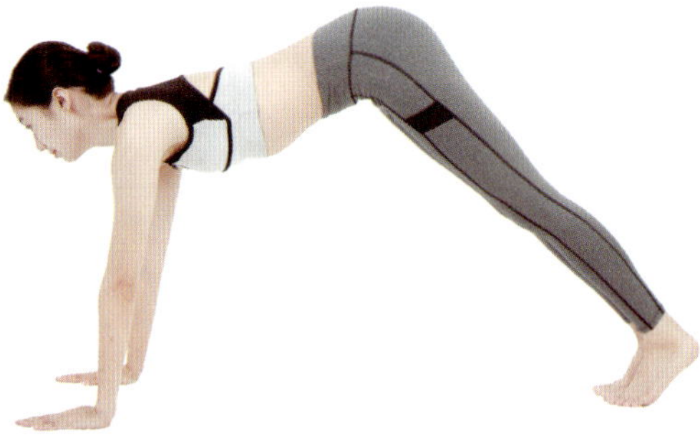

❷ 吸气的同时，臀部向上抬起，双臂和双腿伸直。

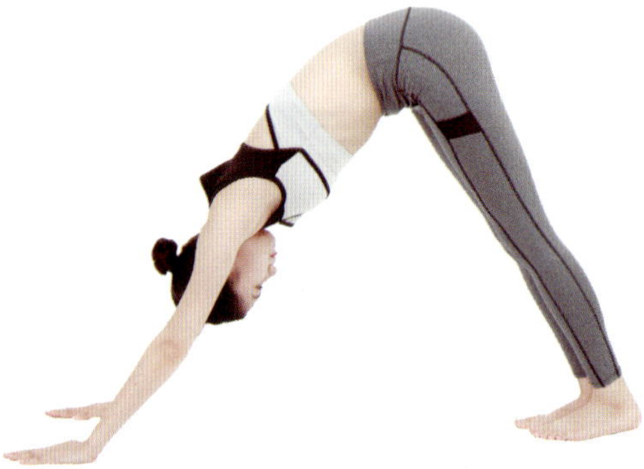

❸ 呼气，头部向下使身体呈三角形。

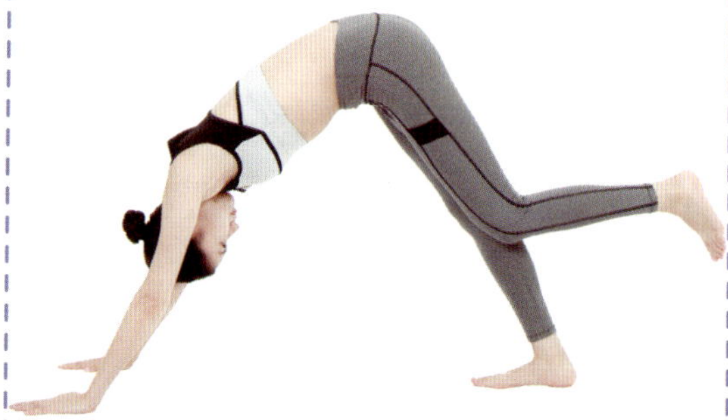

难度调整

如果觉得动作完成起来很轻松，可以将左腿抬离地面，保持3个呼吸，像步行一样双腿轮番做，重复3~5遍。

瑜伽体式 8. 三角伸展式

呼吸方法 腹式呼吸　练习次数 5 次

练习这个体式，可刺激平时不常使用的肌肉，给身体供给充足的氧气使身体充满活力。练习时大腿和臀部要绷紧防止盆骨扭伤。

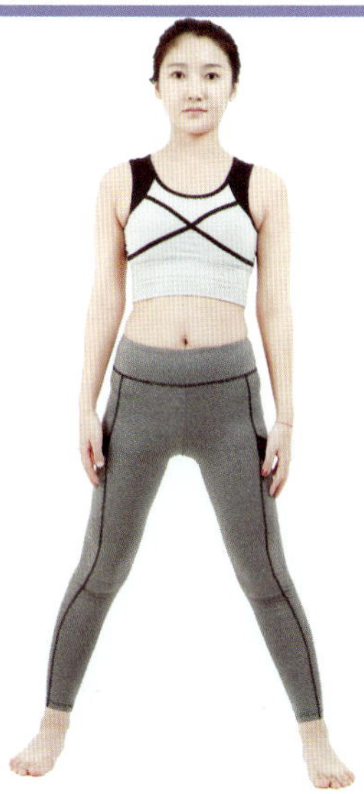

❶ 站立，双腿分开大于肩宽，双臂自然下垂于体侧。

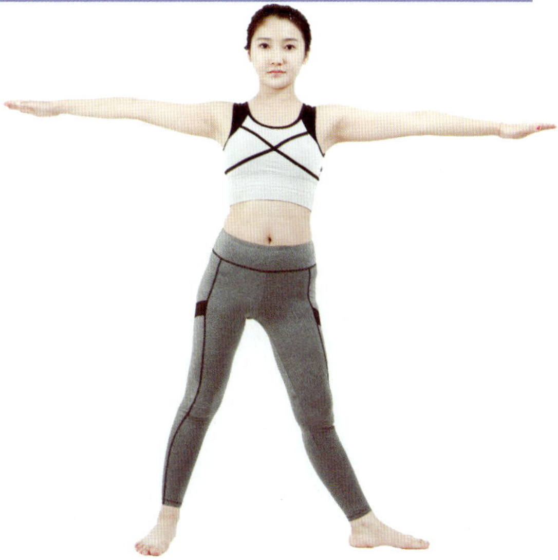

❷ 吸气，两臂侧平举至与肩齐高，掌心朝下，手臂与地面保持平行。

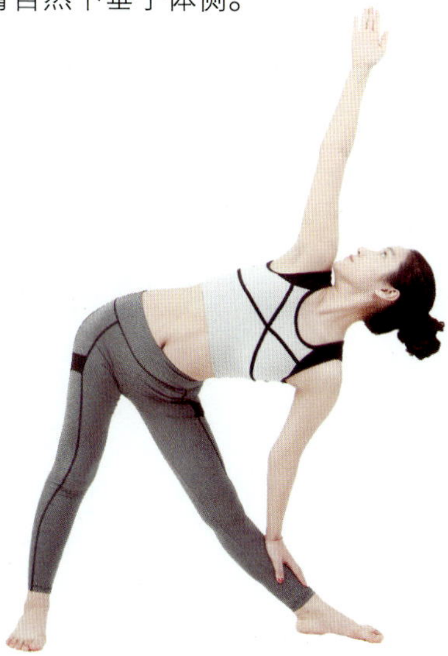

❸ 呼气，上身向左下方倾斜，左手抓住左脚踝，右手向上伸展，五指张开，面部朝上，眼睛看着右手手指，保持10秒。

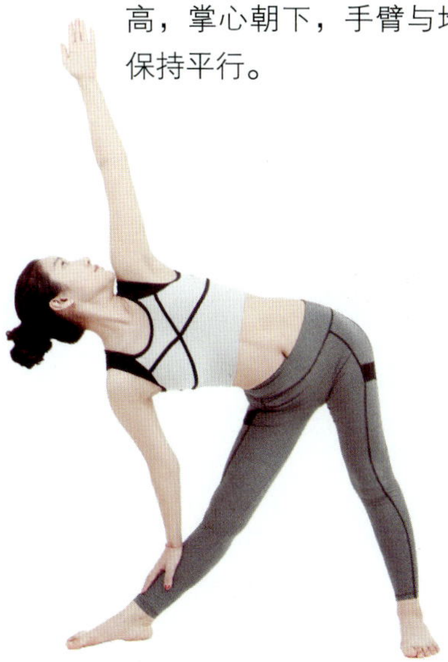

❹ 身体恢复站立姿势，换另一侧重复练习。

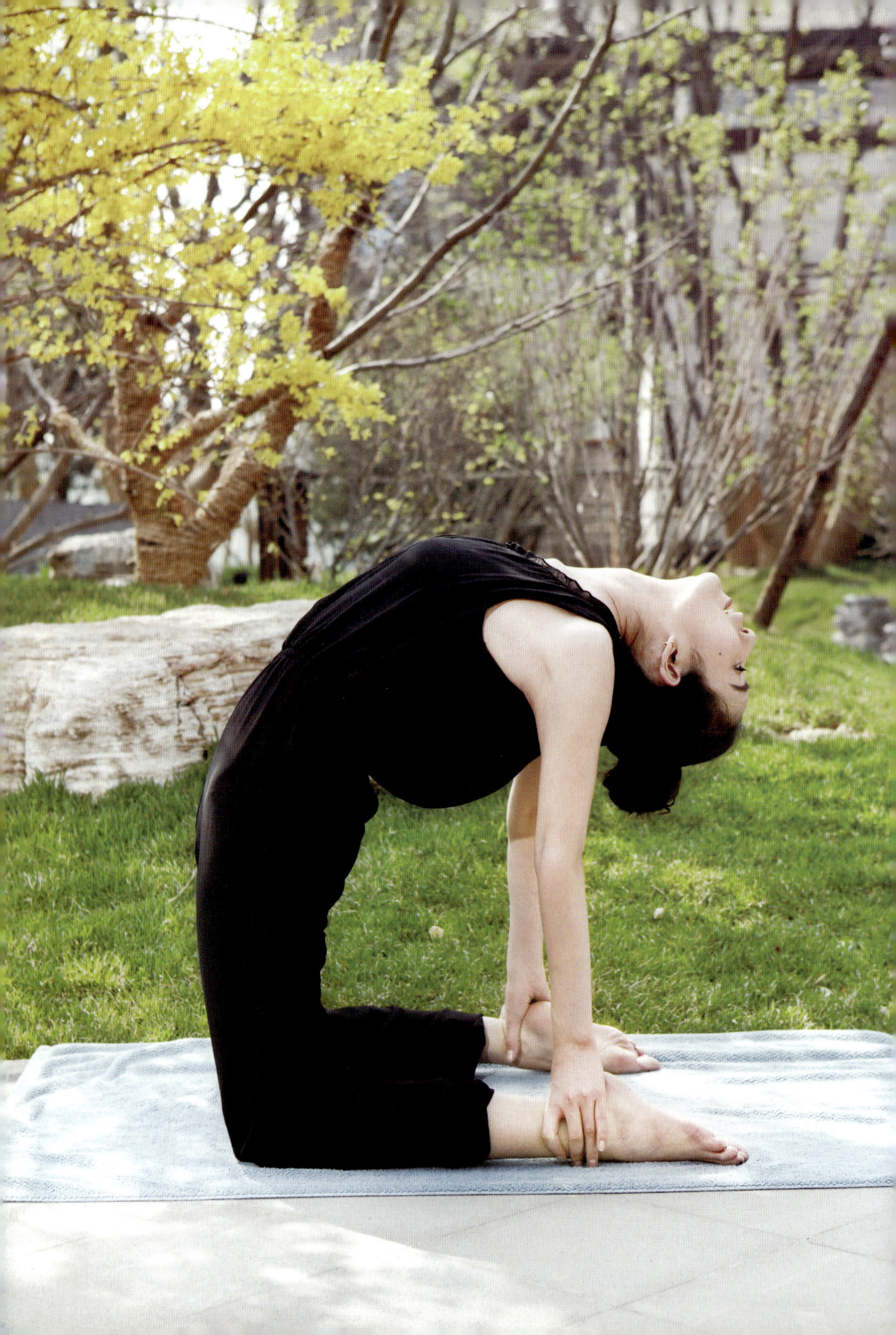

第六章

释放压力，带走毒素

排毒减压就练热瑜伽

练习热瑜伽时，因为身处高温环境，练习者可以通过大量排汗达到排毒减压、减脂瘦身的效果，而且效果比常温下练习更快、更好。

热瑜伽可以更有效地刺激淋巴系统，排出体内毒素与废物，并能强化心肺功能，促进身体血液循环和新陈代谢；还可使肌肉更紧实，增加身体的柔软度。练习热瑜伽的过程就是排毒减压的过程。

第一节 热瑜伽有助减压排毒

在高温环境中练习的26个瑜伽体式

热瑜伽，又叫高温瑜伽，它由26种伸展动作组成，一般都在38~42℃的高温环境下进行练习。长期缺乏运动的练习者，刚开始练瑜伽时往往会感觉身体僵硬，练习时稍有不慎，就容易受伤。热瑜伽能起到“软化”身体的作用，有利于瑜伽体式的正确完成。另外，练习者通过大量排汗，可以达到更好的排毒效果。

热瑜伽的减压排毒功效

热瑜伽由哈他瑜伽的26个瑜伽伸展体式组成，按人体肌肉、韧带与肌腱的特点科学地安排出牵拉、加热的顺序。这一点和普通的瑜伽可以随意组合动作有所不同，练习时按照体式顺序依次进行，就能达到热瑜伽循序渐进的健身功效。

练习热瑜伽要求练习者在38~42℃的高温环境下利用两种呼吸方法完成26个动作。由于在高温下能保持体温，改善脊椎的灵活性，身体柔韧度会提高，可以更有效地伸展肌肉、关节，因此热瑜伽和其他瑜伽相比，可以更好地缓解肌肉压力、预防肌肉和关节损伤。同时，在练习热瑜伽时练习者会大量流汗，从而排出身体里的废物与毒素，对减压、排毒以及保持身材都有明显效果。

热瑜伽练习要点

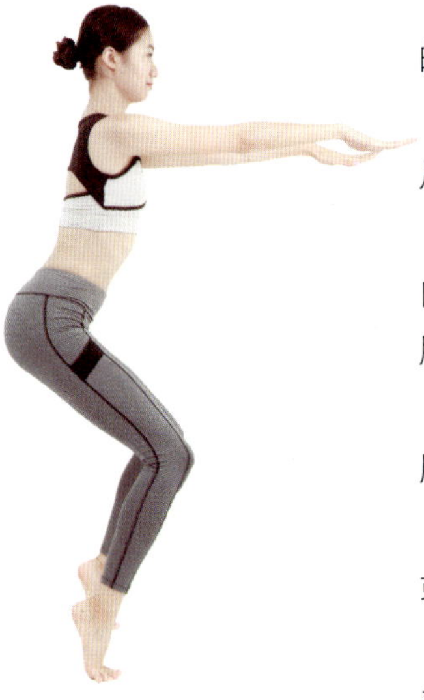

1. 一个体式的练习时间保持在30~40秒为宜，一些激烈的动作保持15~20秒即可。所有动作练习1~2次。

2. 初学者可能会不适应在高温下练瑜伽，会出现头晕的反应，这时可以躺下稍做休息再进行练习。

3. 练习后浑身感到酸痛说明身体得到了有效的锻炼。肌肉酸胀是由于体内乳酸聚集，继续有规律地练习可以减轻酸胀感。

4. 热瑜伽的26个动作顺序是按人体肌肉特点安排的，按顺序练习，更利于促进气血循环；否则会影响练习效果。

5. 热瑜伽会给心脏和呼吸系统带来一定压力，体质较弱或患有心脏病、高血压、糖尿病等慢性疾病的人不适合练习。

6. 初学者应在教练指导下练习，一旦出现出汗过多、脱水、恶心等症状，应马上停止练习。

热瑜伽采用喉式呼吸

喉式呼吸法通过鼻腔呼气、吸气，并在咽喉末端发出轻柔的声音。这种呼吸方法的特别之处是要控制喉部的气流，与腹式呼吸和胸式呼吸一样，都是为了更好地扩展胸腔，从而更完全地呼吸。喉呼吸时，气流经过喉头时会发出沙沙声，其实就是胸腔扩展后，大量的空气经过呼吸道所制造出来的声音。这种声音会令人想到海浪拍击岸边，或是风吹过林梢的声响。在练习热瑜伽时，这种平稳的韵律可以使练习者更好地集中意识，随着呼吸的节奏伸展身体。

喉式呼吸的方法

正确的喉式呼吸，要在从鼻子中吸入空气和呼出空气时发出声音，但是声音不该从鼻孔中发出，如果从鼻孔中发出声音，就是鼻子在用力带出声音了。每次呼吸都要从喉咙后部进行，这样气流就能顺畅地循环。

吸气时，轻轻地收缩声门，将喉管前部朝后收缩，气流经过喉咙后部会产生一种共鸣，呼气时也要产生这种声音。每次呼吸要做到深入、缓慢。

吸气、呼气的循环中要保持声门打开，这样才能使呼吸循环通畅，初学者需要经过一段时间的练习才能掌握。如果关闭声门就如屏住呼吸，肌肉会随之收缩，达不到深呼吸的练习效果。

每个呼吸周期的 4 个阶段：

（1）吸气。空气经过喉咙后部慢慢进入肺部、充满胸腔。

（2）悬息。吸气完成，呼气尚未开始。

（3）呼气。气流从喉咙后部呼出，逐渐排空。

（4）屏息。呼气完成，下次吸气还未开始。

练习喉式呼吸的要点

1. 练习中始终用鼻子呼吸，这样可以过滤脏空气和有害细菌。

2. 练习时要注意气息与动作的融合，大笑与讲话会造成气息散乱、流失，尤其是做倒立、身体反转动作时，深长的气息尤为重要。

第二节 站立12式

提高身体的平衡能力

热瑜伽的站姿体式可以增强身体稳定性，平衡身体各种机能，使关节和肌肉更有弹性，并能改善肩颈部、背部的僵硬感，减轻压力，放松身体。同时，这套动作能够改善呼吸和循环，有助于促进全身新陈代谢，加速排毒。

瑜伽体式 1. 深呼吸预备式

呼吸方法 喉式呼吸　**练习次数** 5 次

这个体式可以充分调动平时用不到的肺部功能，使肺部膨胀，提高肺活量；能促进全身气血循环，使身体变暖，增强各个关节的柔韧性；有助于放松身心，缓解紧张的情绪。

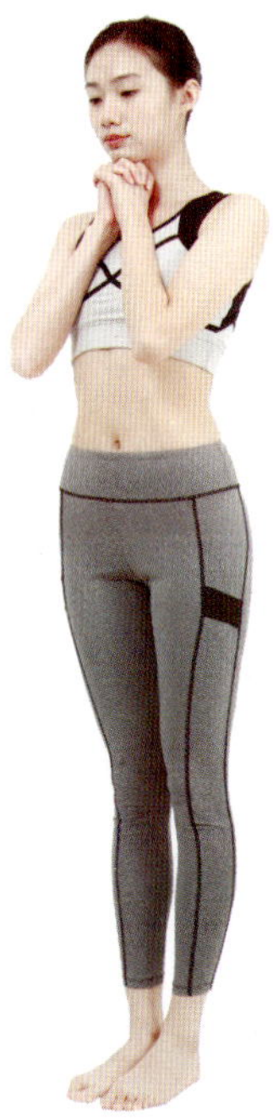

❶ 山式站立，双脚并拢，腰背挺直，双手相扣放在下颌和颈部之间。

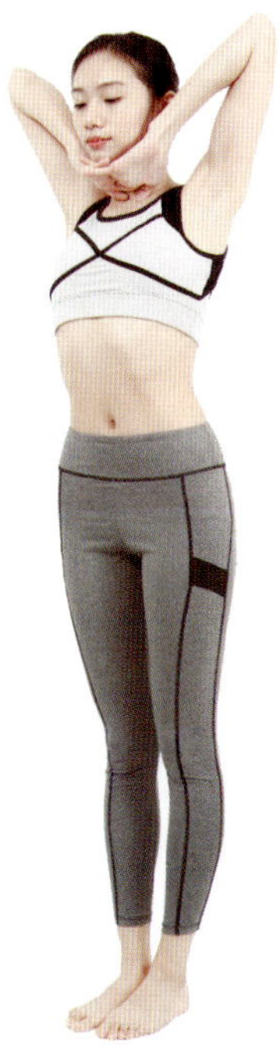

❷ 缓慢吸气6秒钟，肘部尽量抬高，双唇不要闭紧，嘴里发出“哼”的吸气声。

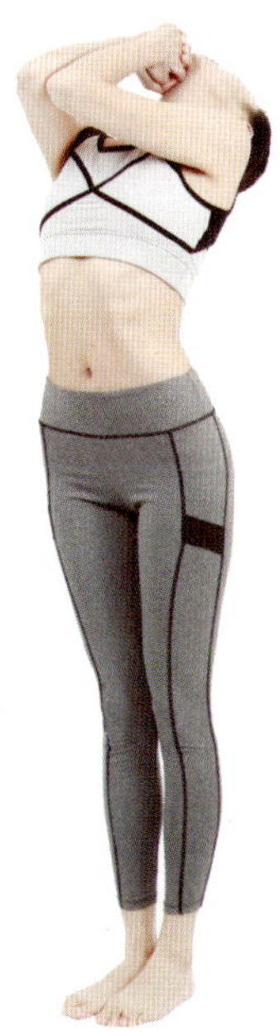

❸ 缓慢呼气8秒钟，肘部在胸前并拢，用手推下颌，嘴张大并发出“哈”的呼气声，头部后仰并放松，双膝并拢，收紧腹部。反复练习10次。

瑜伽体式 2.

风吹树式

呼吸方法 喉式呼吸　练习次数 5 次

向左右侧下弯的动作，可以全面拉伸腰肌，重点锻炼腹外斜肌；侧弯的动作能刺激腹部肌肉群、背阔肌和臀大肌，按摩腹部脏器，促进排毒。

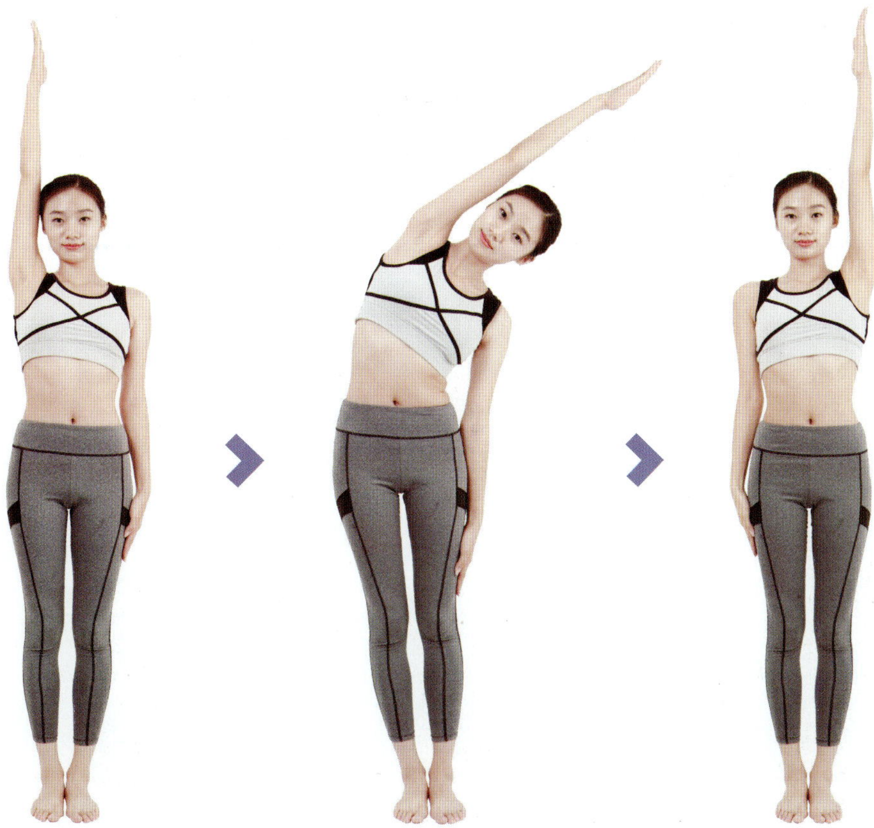

❶ 取山式站姿；吸气，左手不动，右臂向上伸展，与地面垂直，右手指尖指向天空。

❷ 呼气，右臂带动上半身慢慢向左侧倾斜，身体如同被吹弯的大树；双腿保持静止不动，眼睛望向右上方；保持姿势15秒。

❸ 身体回正，放下右臂，向上举起左臂，左手手指垂直指向天空。

\提示/

>> 身体倾斜时，速度要缓慢，且双腿应始终保持静止不动。

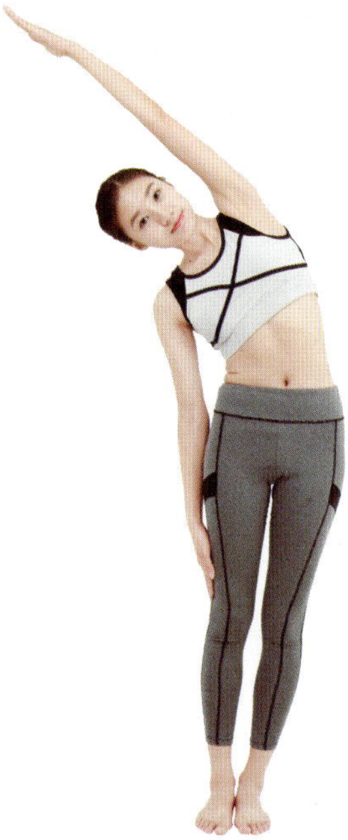

❹ 左臂带动上半身慢慢向右侧倾斜，至个人极限位置，双腿静止不动；保持姿势15秒。

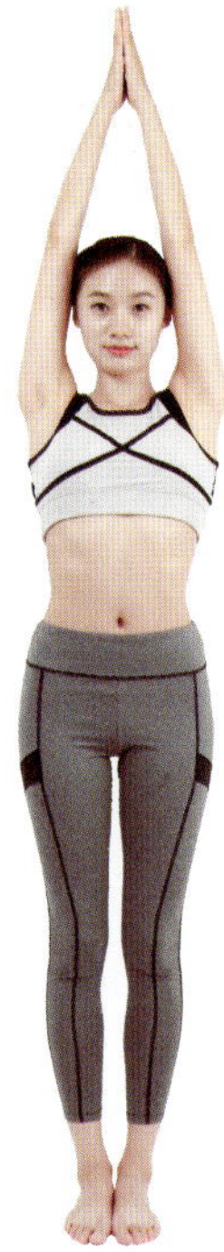

❺ 身体回正，双手在头顶上方合十。

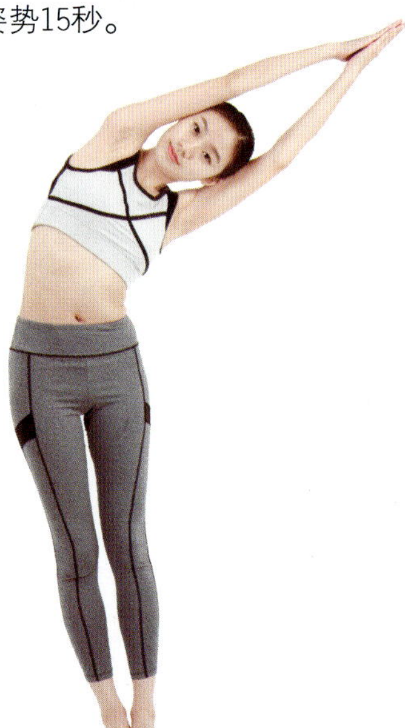

❻ 双臂带动上半身向左侧倾斜；保持姿势15秒。

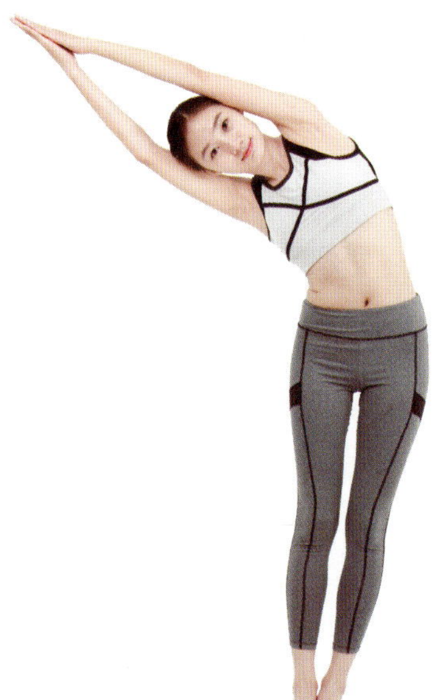

❼ 慢慢将身体移到正中位置，再继续向右侧倾斜；保持姿势15秒。

瑜伽体式 3.

蹲式

呼吸方法 喉式呼吸　练习次数 5次

这个姿势可以强化下肢关节，缓解关节疼痛，预防风湿病；还可强化心脏的功能，增强排毒功能。

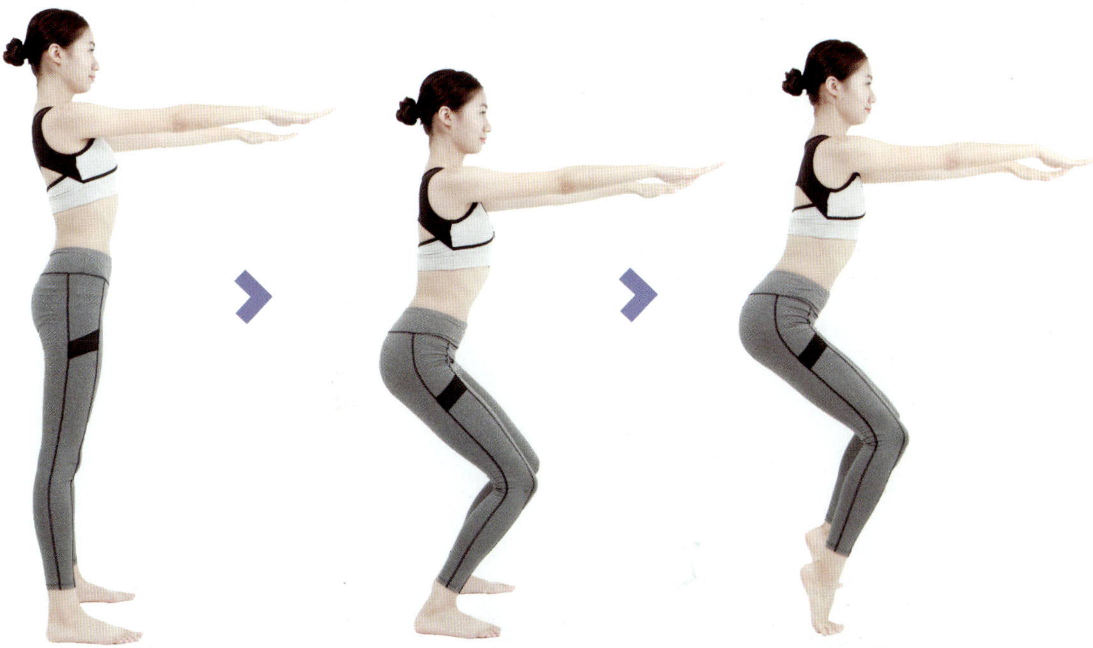

1. 站立，双腿以臀部宽度分开，脚尖朝前，双臂向前伸直，吸气。
2. 呼气，双膝弯曲，像坐椅子一样，脊椎挺直，收紧腹部，目视前方，体重集中在脚后跟。
3. 脚后跟慢慢抬起，集中注意力配合呼吸，保持平衡。

瑜伽体式

4. 鸟王式

呼吸方法 喉式呼吸　**练习次数** 5次

双臂伸展与交叉的动作，可以加速手臂血液循环，促进臂部的排毒与脂肪代谢。这个体式还可有效增强身体的平衡感和协调性，美化体态。

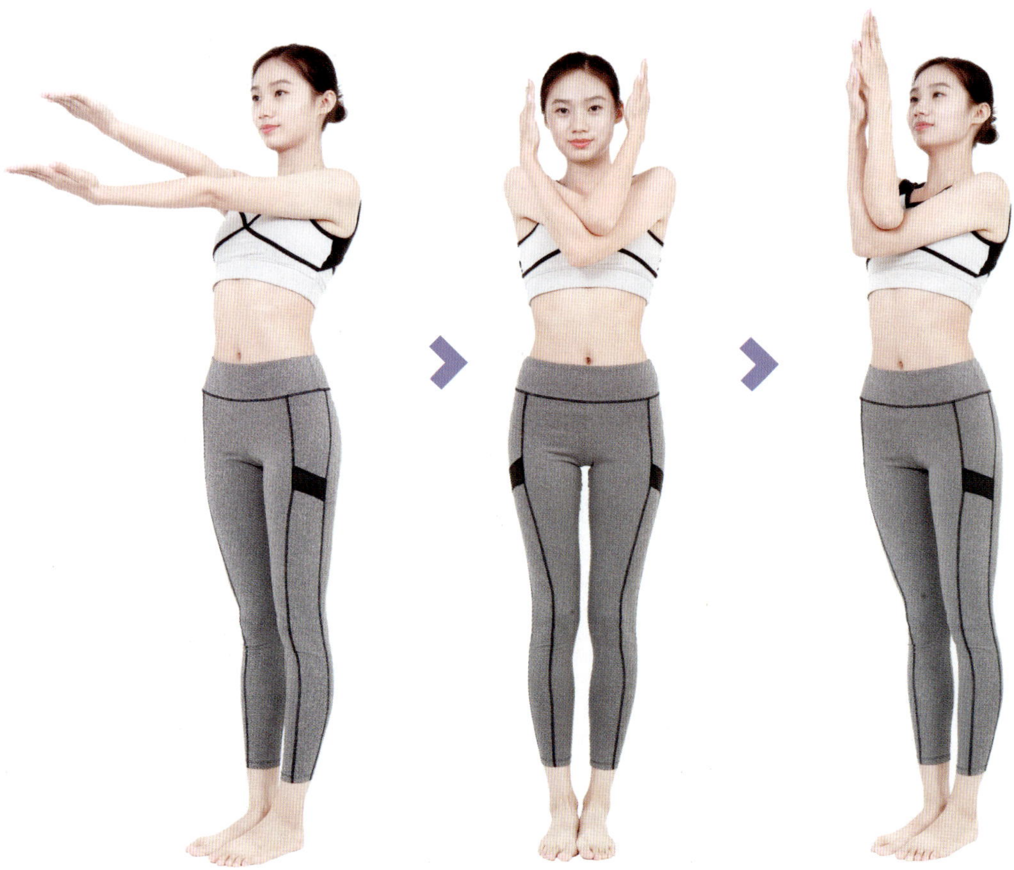

❶ 身体站直，双臂前伸，右肘压左肘。

❷ 双肘向上屈。

❸ 两手腕相绕，手心相对合十。

\提示/

>> 练习时应坚持动作至双手感到疲软后再还原，这样效果才会显著。

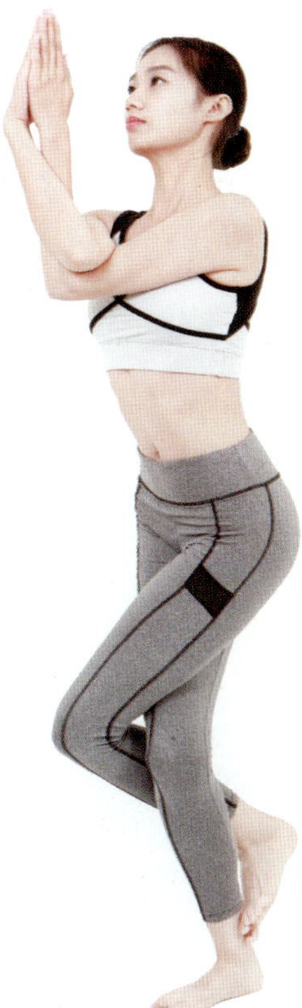

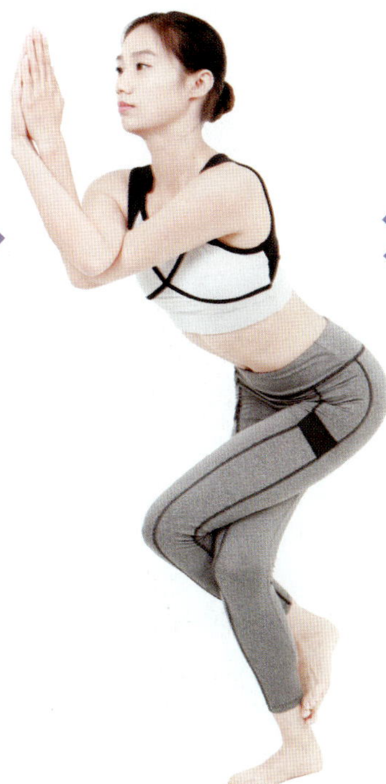

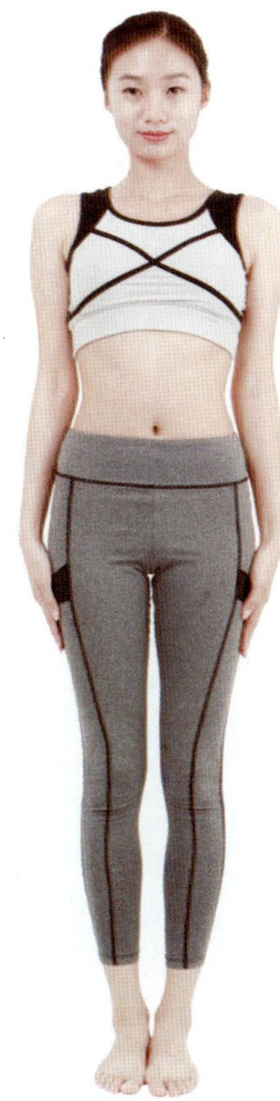

❹ 双膝微微弯曲，左小腿抬起，从前面跨过右膝，钩住右小腿肚，将身体重心放于右腿，右脚趾牢牢抓紧地面。

❺ 深吸气，背部挺直，慢慢下蹲；保持身体平衡，上身前倾，体会腰背部的拉伸感；保持此姿势30秒。

❻ 还原成直立姿势，换另一侧练习。

瑜伽体式

5.

站立头触膝式

呼吸方法 喉式呼吸　**练习次数 5 次**

这个体式可以锻炼肩膀、背部、腹部肌肉，增强身体的平衡能力与腹部核心区域的稳定性，并能强化下肢力量和膝盖、踝关节。练习此式还有助于提高注意力、耐力。

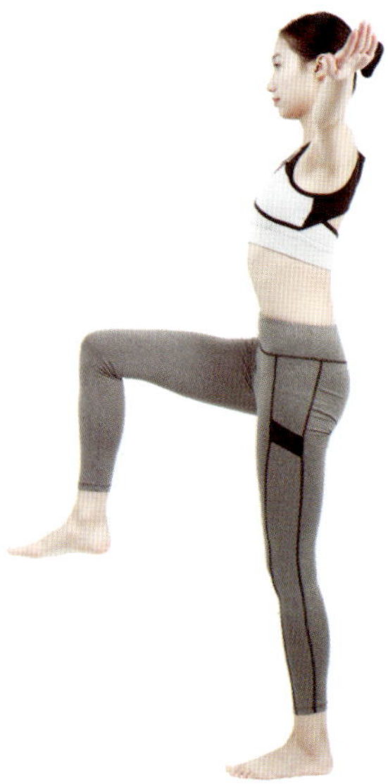

1 山式站立，吸气，右腿屈膝，抬至大腿与地面平行，小腿与大腿呈直角，双臂水平伸直。

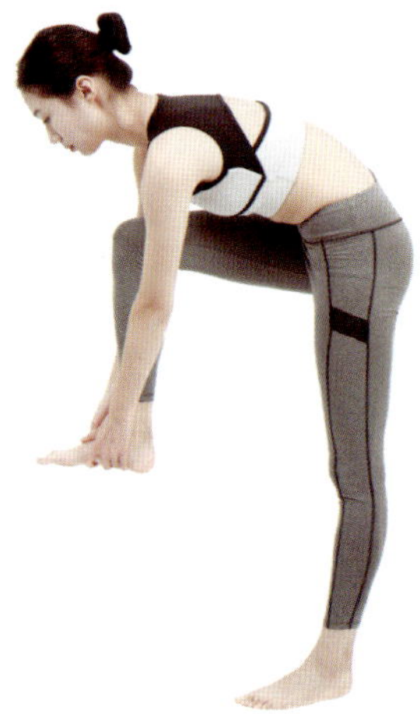

2 上身前倾，双手抓住右脚脚掌。

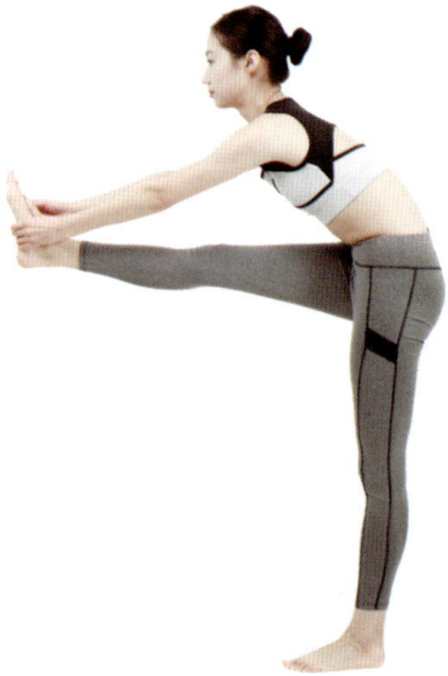

3 吸气，抓住脚掌的腿膝盖伸直，保持身体平衡。

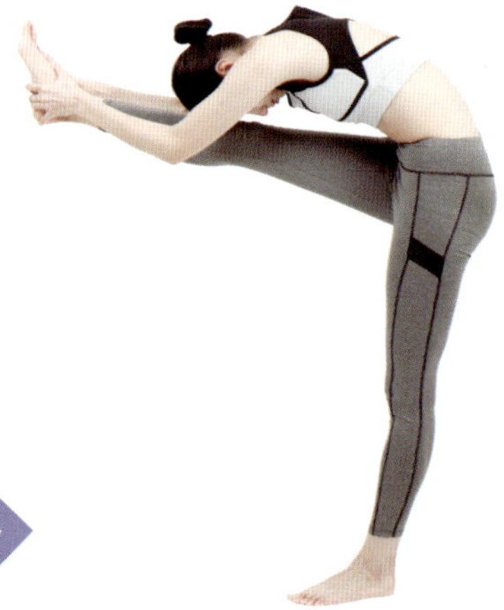

4 呼气，用肘部抱住小腿，上身和下肢尽量靠近，额头贴于膝盖。左腿伸直不要弯曲。保持3~5个呼吸，还原身体，换另一侧练习。

瑜伽体式 **6.**

舞王式

呼吸方法 腹式呼吸　**练习次数 5次**

运动量不足会使肌肉萎缩，人也容易无精打采。舞王式可以活动全身肌肉，为全身补充能量。如果是初学者，可以扶着墙直至动作做熟练为止。

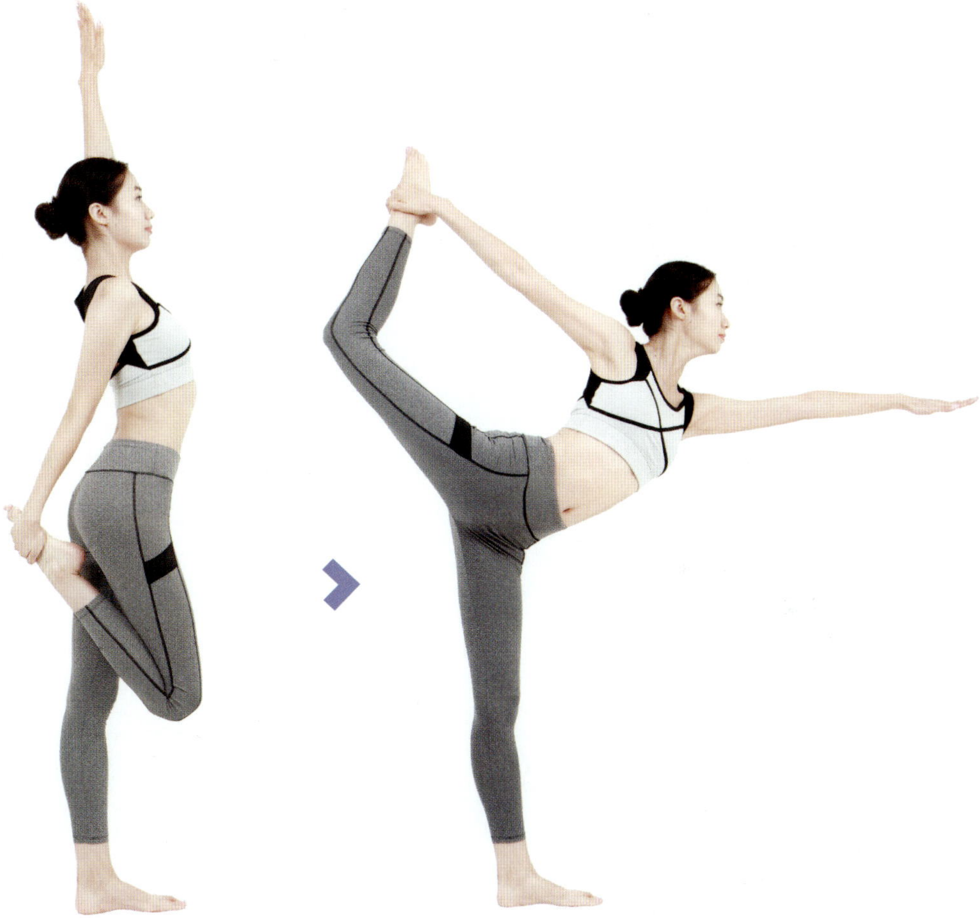

❶ 站立，吸气，右腿后抬，右手抓住右脚，同时左臂向上伸直。

❷ 呼气，右手拉起右腿向上伸展，左臂向前伸直，保持平衡，坚续20秒，保持呼吸顺畅。呼气，还原姿势，换另一侧腿练习。

\提示/

>> 练习这个动作起初可能会有重心不稳的现象，可先慢慢做分解动作，待重心稳住后，再连贯地做动作。同时，做动作时要保持呼吸顺畅。

瑜伽体式

7. 战士三式

呼吸方法 喉式呼吸 **练习次数 5次**

练习这个体式，胸部可以得到完全的扩展，有助于深度呼吸。这个体式可以缓解肩部和背部的僵硬，强健脚踝及膝盖，改善颈部僵硬，可以起到很好的减压效果。

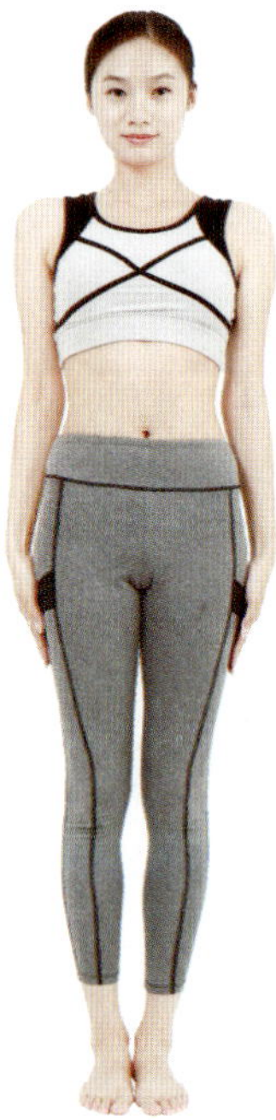

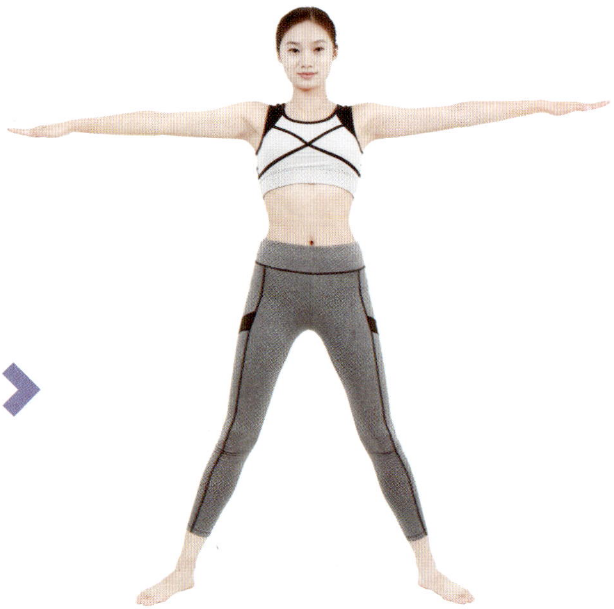

❶ 山式站立，挺直腰背，双臂自然垂放于身体两侧，眼睛平视前方。

❷ 吸气，双腿分开约两肩宽，两臂向两侧打开至与肩同高，调整呼吸。

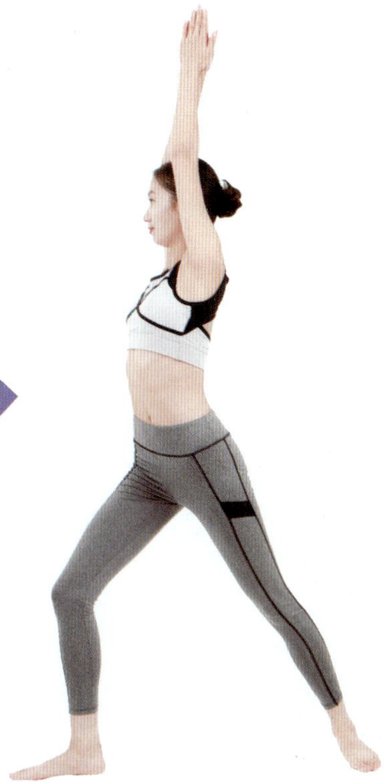

❸ 呼气，右脚微微向外旋转，左脚稍稍内收；双手及上身向右侧转动，双臂向头顶上方伸展，双手合十，眼睛看向右方。

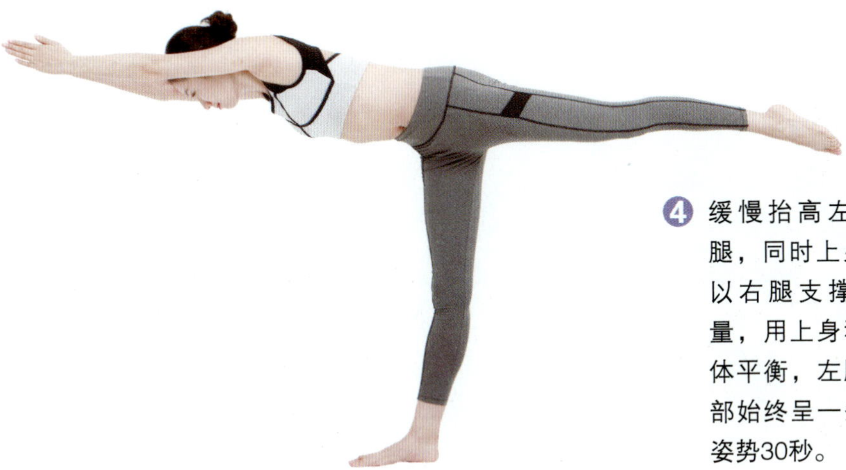

❹ 缓慢抬高左腿，直起右腿，同时上身向前倾俯，以右腿支撑全部身体重量，用上身和左腿保持身体平衡，左腿、双手及背部始终呈一条直线；保持姿势30秒。

\提示/

>> 一条腿抬起后，若站不稳，应马上停止动作，以免跌倒。

瑜伽体式

8. 叭喇狗式

呼吸方法 腹式呼吸 **练习次数 5 次**

这个体式能很好地活动肩关节，下半身前倾下弯的动作，能伸展背部肌肉和扩展胸部，纠正驼背，缓解早期的肩周炎症状，并能加强肩胛骨周围的肌肉力量。

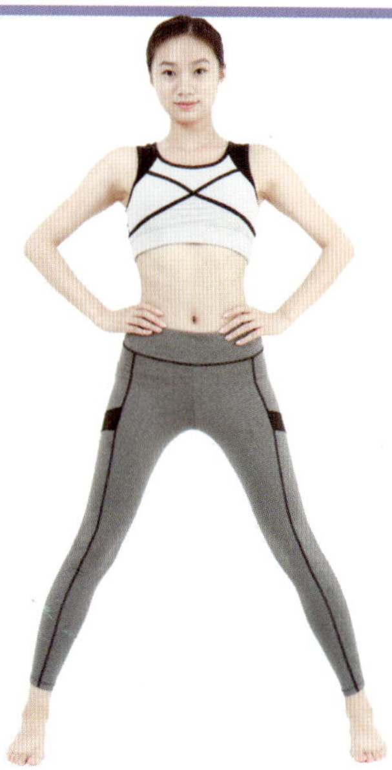

❶ 站立，双腿尽量分开约两肩宽，挺直脊背，双手置于腰际。

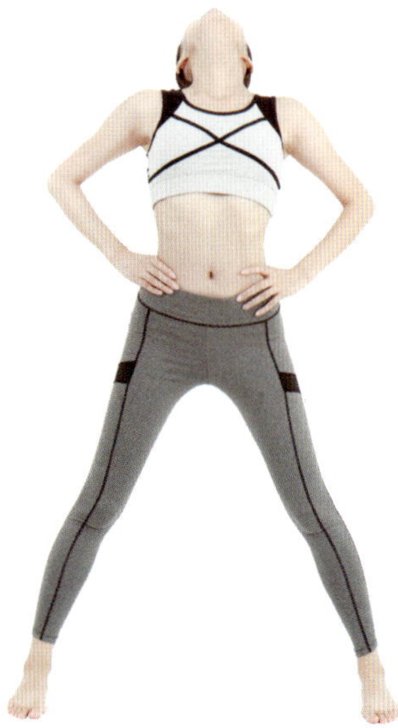

❷ 吸气，上身后仰。

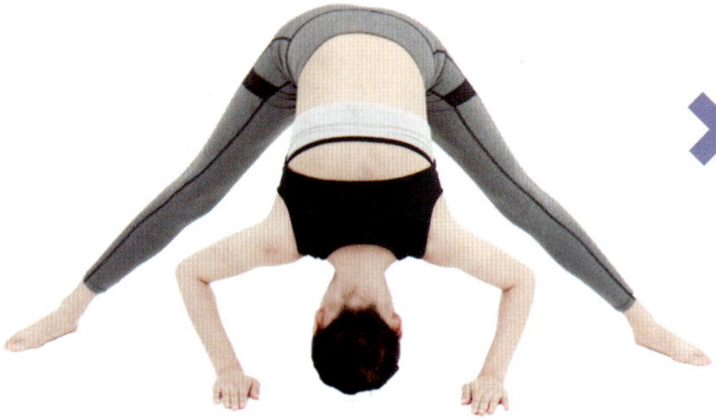

❸ 呼气，上身下弯，双手撑地，头顶着地，保持3个呼吸。

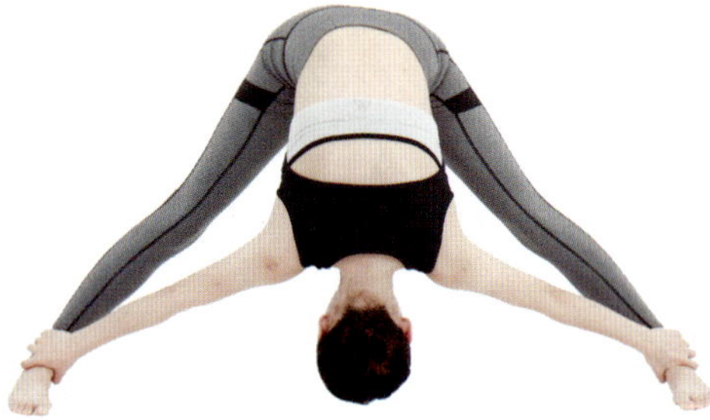

❹ 掌握好平衡，双手抓住双脚，均匀地呼吸。

瑜伽体式

9. 三角扭转伸展式

呼吸方法 喉式呼吸　练习次数 5次

这个体式有助减除腰部、臀部和背部的脂肪，还可锻炼脚踝、膝盖和大腿，纠正不良腿形；强健胸部，缓解坐骨神经痛以及关节疼痛；促进胃肠蠕动，改善便秘、胃部胀气等症状。

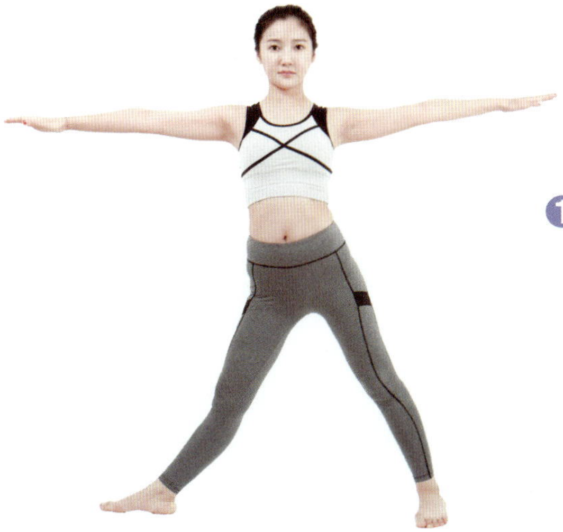

1. 站立，腰背挺直，双腿分开大于肩宽，双臂侧平举，与肩部呈一条直线，右脚向右转90度。吸气，上身转向右侧，双臂随身体转动。

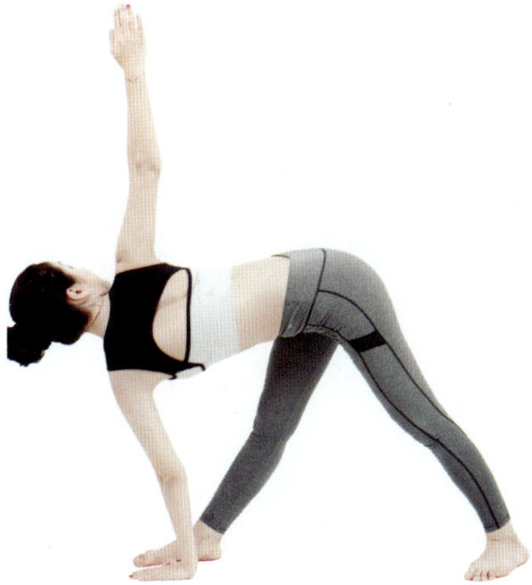

2. 呼气，上身向右下方弯曲，左手掌触及地面，右臂向上伸直，头望向天花板方向。保持10秒，然后换另一侧重复动作。

瑜伽体式

10. 分腿头触膝式

呼吸方法 喉式呼吸 **练习次数 5次**

这个体式能强化全身的肌肉与韧带，促进血液循环，给身体注入活力。通过收紧腹部及大腿肌肉，可以增强腹部弹性；还可改善消化系统功能，并预防坐骨神经痛。

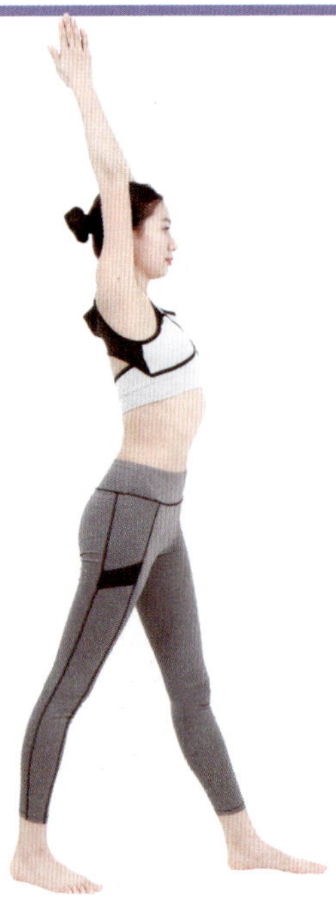

❶ 站立，双腿前后分开，双臂上举，双手合十，吸气。

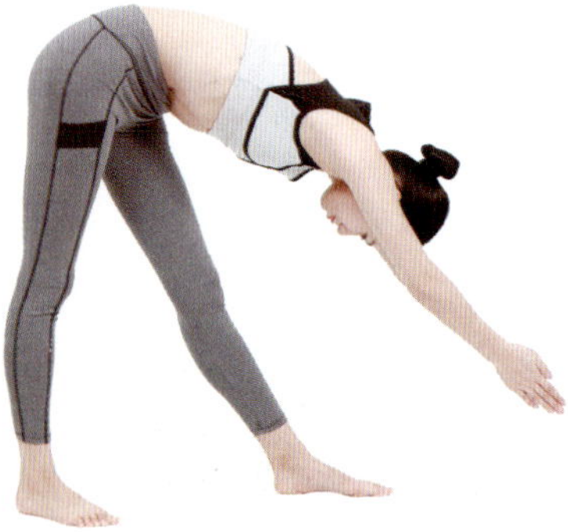

❷ 呼气，上身慢慢前屈，手指前伸，背部呈拱形。

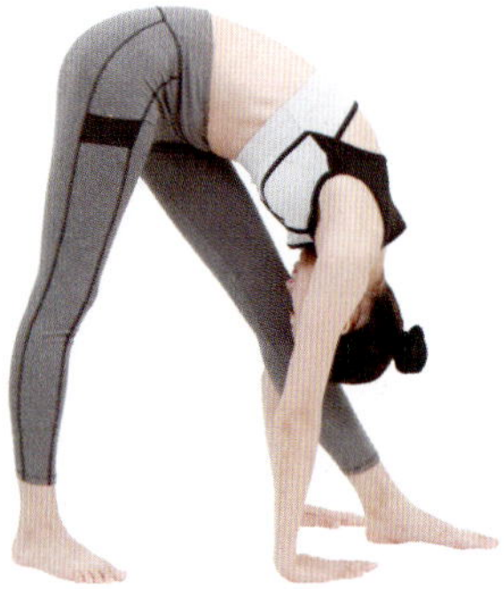

❸ 双手撑地，下巴略收，额头贴于膝盖，双腿膝盖伸直，收紧腹部；骨盆位置要保持平衡，不要向一个方向弯曲。保持5个呼吸，身体慢慢还原，换另一侧练习。

瑜伽体式 11.

半莲花树式

呼吸方法 喉式呼吸　练习次数 5 次

这个体式能提高身体平衡能力，强化下肢的力量与耐力，减轻压力；可以提高骨盆和膝盖的柔韧性；还可以减少腹部压力，预防腰部疾病。

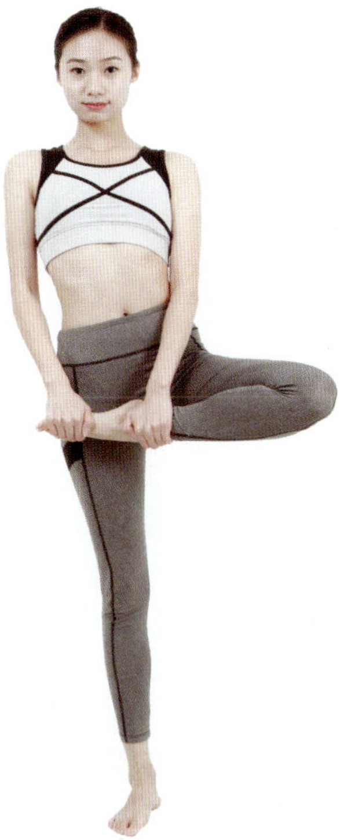

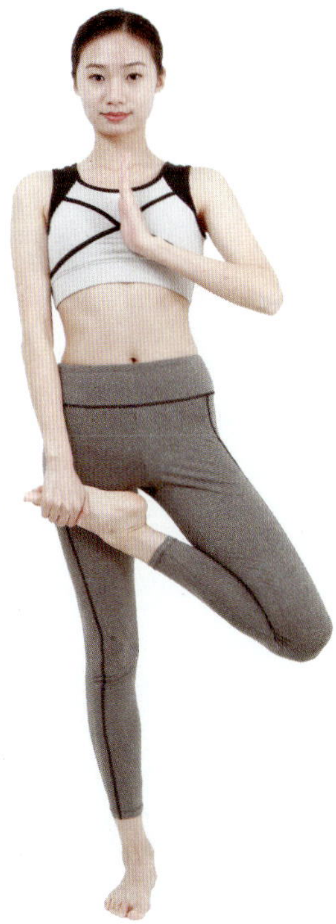

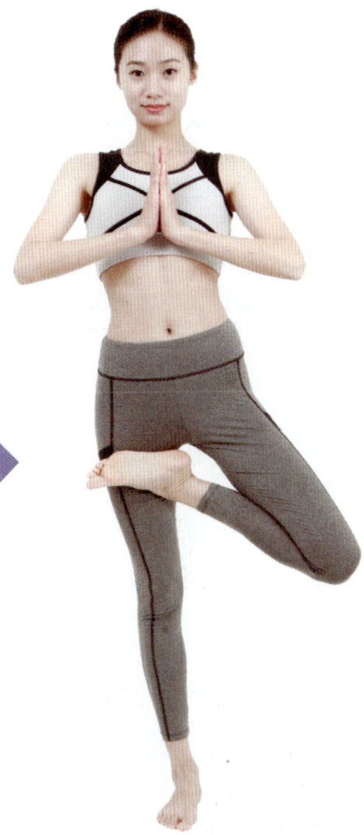

1. 站立，双手抓住左脚的脚背和脚踝，脚后跟抬至腹部，右腿伸直。
2. 膝盖向下压，将脚掌朝向正面，左手放于胸前，吸气，保持身体平衡。
3. 呼气，双手在胸前合十，放松肩膀，右腿膝盖伸直，保持平衡姿势5个呼吸。还原，换另一侧练习。

瑜伽体式

12. 趾尖式

呼吸方法 喉式呼吸 **练习次数 5 次**

这个体式可以增强腹部、膝盖、髋关节和脚部肌肉的柔韧性与弹性，有助于提高身体的平衡能力，提高心理能量，缓解压力。

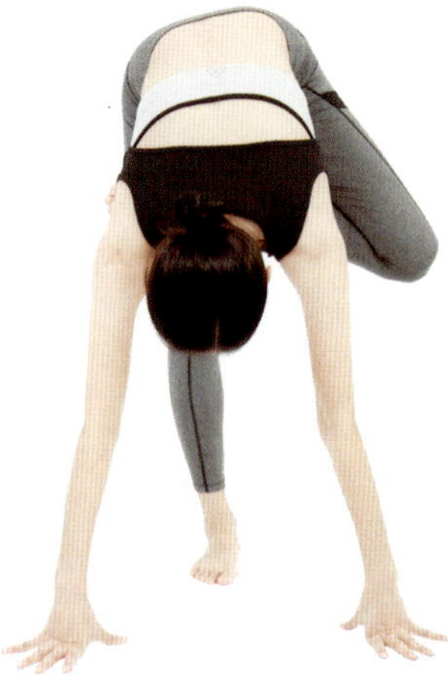

❶ 在半莲花树式的基础上，上身下弯，双手撑地，抬起右脚后跟。

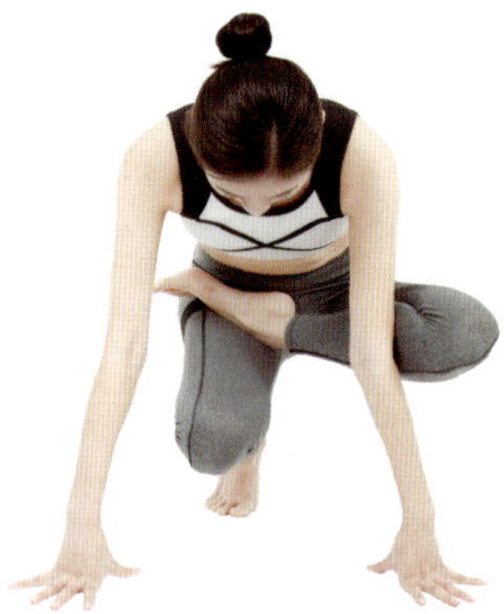

❷ 慢慢蹲下。

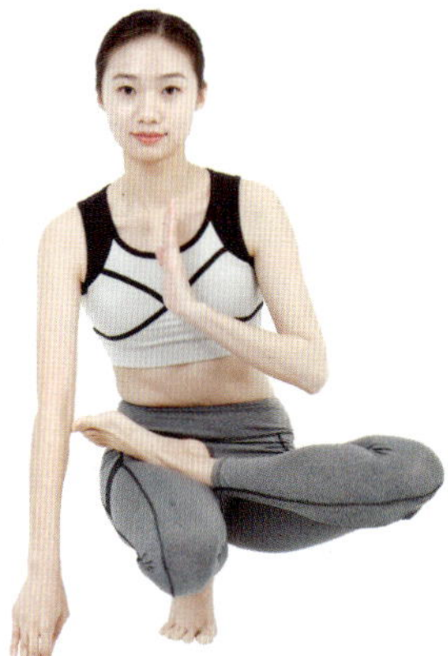

❸ 吸气，挺直上身，左手放在胸前，右手指尖撑地，保持平衡。

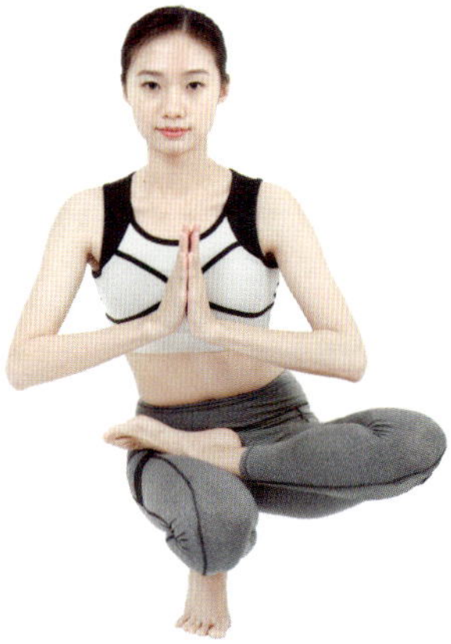

❹ 呼气，双手在胸前合十，放松肩膀，双腿膝盖高度保持一致，右脚脚跟稍微抬起，保持姿势进行5个呼吸。还原，换另一侧练习。

第三节 坐卧14式

按摩腹部脏器，促进代谢

坐卧体式相比站姿体式更容易稳定身体，可以更充分地锻炼和按摩腹部器官，对生殖系统和内分泌系统非常有益，可以增强脊椎下部区域与腹部器官功能。

瑜伽体式 1. 瑜伽休息术

呼吸方法 腹式呼吸　**练习次数 5次**

这个体式需要完全集中意识并放松身体，从而让身体和精神都得到充分休息。瑜伽休息术可以促进血液循环，消除疲劳，镇静大脑，使身体各部分获得充分的放松。在完全放松的情况下，身体的感知力得以加强，呼吸也变得深长而缓慢。每次练习完瑜伽体式后都可以通过瑜伽休息术放松。

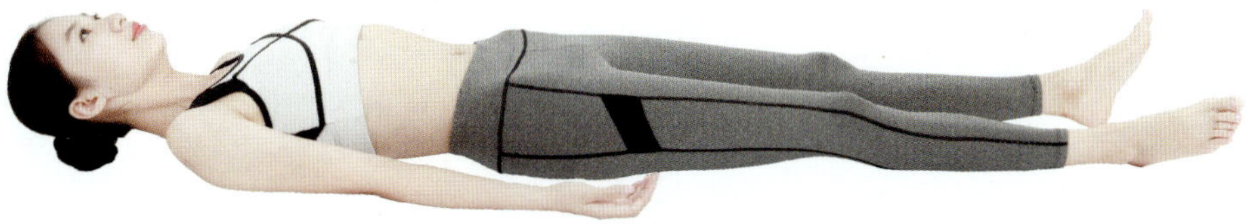

1 仰卧，背部完全贴在地面上，双脚分开与骨盆同宽，双手掌心朝上放在臀部两侧，放松全身做舒适的腹式呼吸。保持1分钟。慢慢调整呼吸，将意识集中在吸气与呼气上。

\提示/

>> 这个休息体式与一般的睡眠有着根本的不同。在练习过程中，练习者可用意识去控制它，并且从意识中醒来。在练习这个体式时，不要随意移动身体的任何部位，初学者在开始时可以通过观察自己的呼吸达到深度放松。

瑜伽体式 2.

抱膝压腹式

呼吸方法 喉式呼吸　**练习次数** 5 次

这个体式可以提高髋关节与臀部的柔韧性，按摩腹部内脏，强化腹部肌肉，调节肝脏与脾脏的功能，预防和改善腰部疾病；还有助于缓解便秘，促进排毒。

❶ 仰卧，双腿伸直，双臂放于身体两侧，掌心贴地。

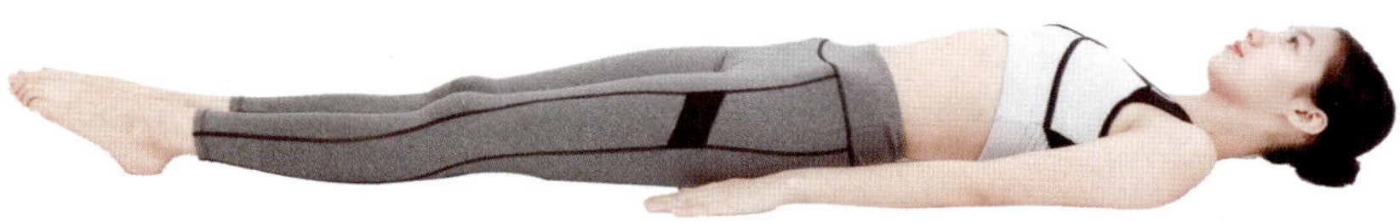

❷ 吸气，屈左膝，双手十指交叉，抱住左小腿。

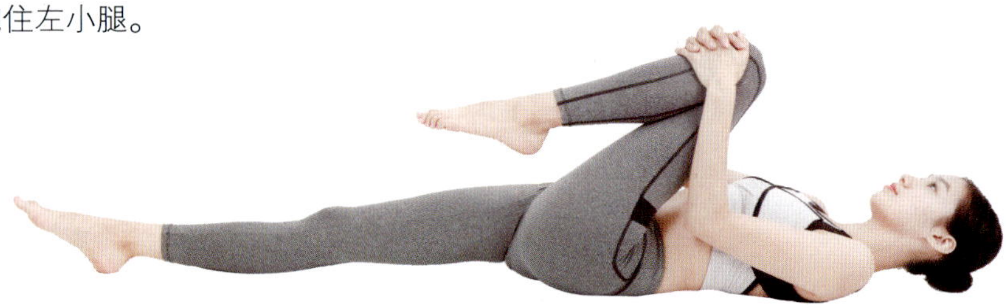

❸ 大腿尽量地靠近胸腹部，抬起上半身，用下巴去碰触膝盖。呼气，身体慢慢还原至初始姿势，换另一侧腿练习。

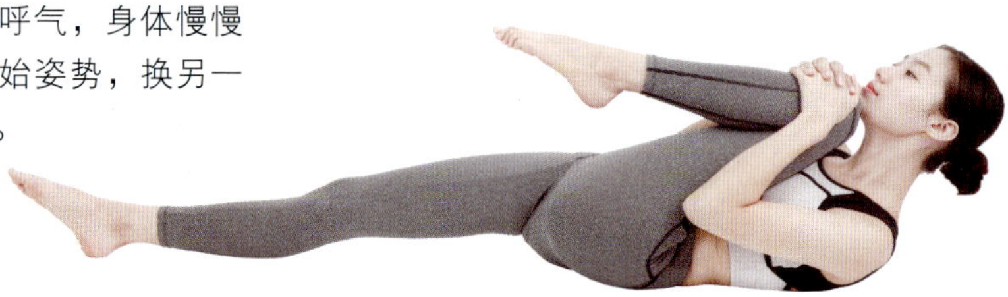

瑜伽体式

3. 双腿背部伸展式

呼吸方法 喉式呼吸 练习次数 5次

这个体式使脊柱保持挺直或水平，可以按摩脊柱和腹部器官，同时能放松精神、排解压力。由于骨盆区域得到伸展，因此可以获得更多含氧气丰富的血液。

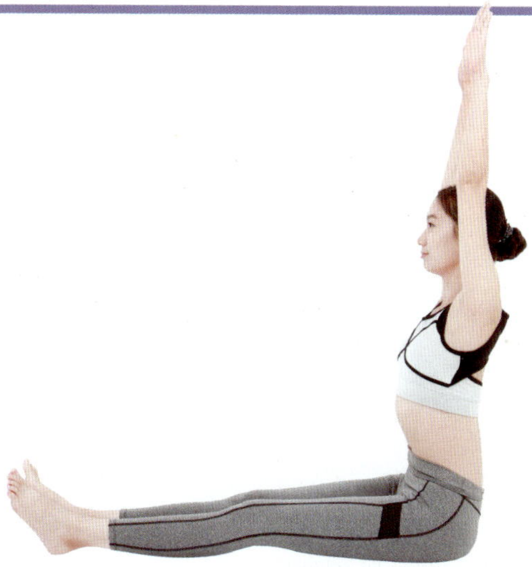

❶ 坐立，双腿并拢向前伸直，脊柱挺直，缓缓吸气，双臂向上举起，贴近双耳。

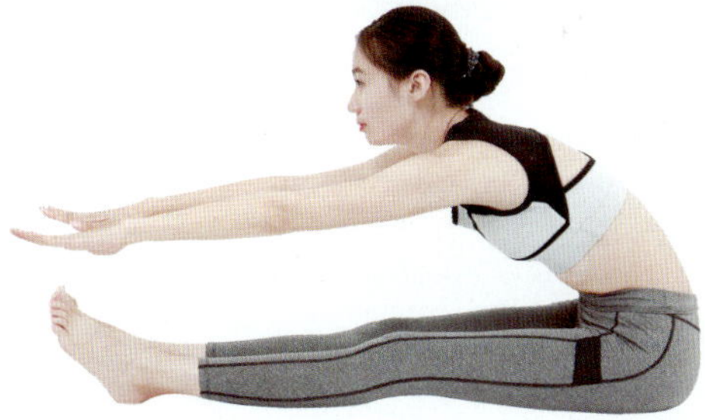

❷ 呼气，上身缓缓向前伸展，双臂伸直与地面平行，腿部伸直不要弯曲，膝盖绷紧，调整呼吸。

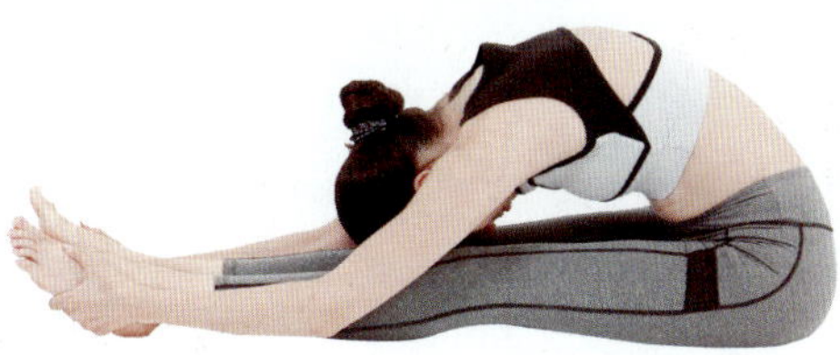

❸ 呼气，上身下压，双手十指交握，抱住双脚脚跟，头部贴紧小腿；闭上眼睛，注意力放在眉心；保持平稳呼吸。

\提示/

>> 柔韧性不好的人，可以借助瑜伽带来完成此动作。

瑜伽体式 **4.**

眼镜蛇式

呼吸方法 喉式呼吸 **练习次数 5 次**

练习这个体式可拉伸颈部，有效紧致颈部肌肉，使颈部变得更加优美；可以强健背部的肌肉和韧带，促进背部血液循环，缓解背痛；还可加快腿部血液循环，消除水肿。

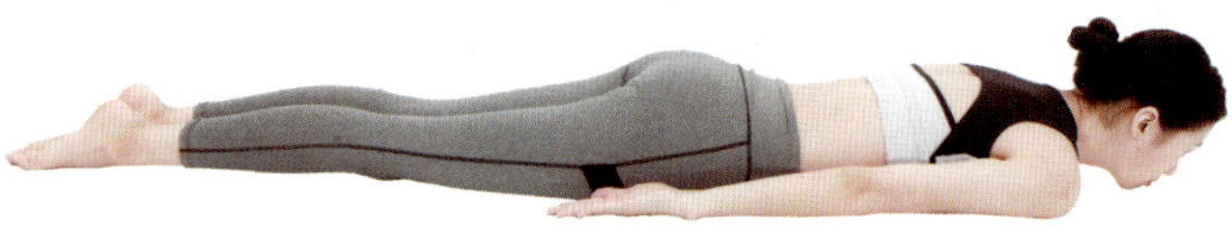

❶ 俯卧，双腿并拢，下巴点地，双臂自然放于身体两侧的地面上，掌心朝上。

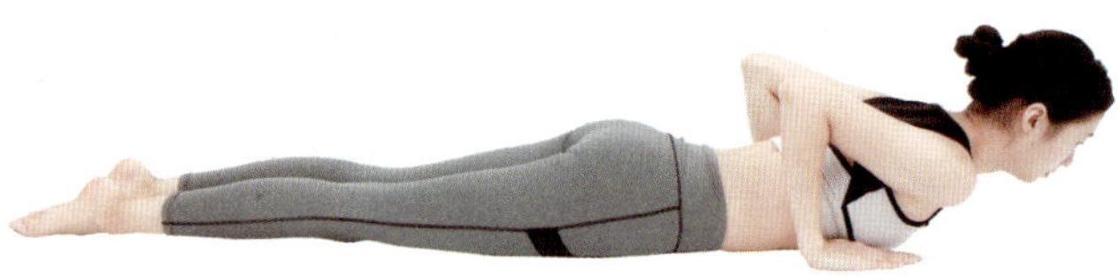

❷ 双臂屈肘向前，双手手掌放在胸膛两侧的地面上，小臂与地面垂直。

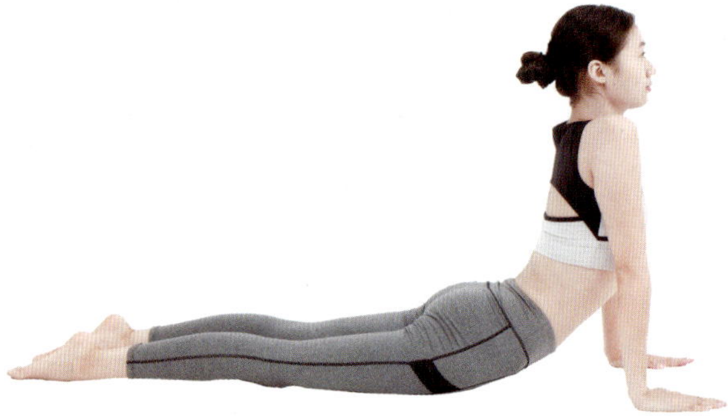

❸ 吸气，用双臂的力量撑起上半身，使头、背部在一个平面上且垂直于地面，腰背挺直，目视前方。

\提示/

>> 在练习的过程中，可借助两手肘的力量推起上身，保持胸腔向上扩张，以减轻头部着力点所承受的压力。

瑜伽体式

5. 蝗虫式

呼吸方法 喉式呼吸 **练习次数 5次**

这个体式可以强化全身肌肉的力量，使人精力更充沛；并能充分按摩内脏器官，提高消化系统功能，缓解便秘，加速排毒。坚持练习还有助于缓解坐骨神经痛。

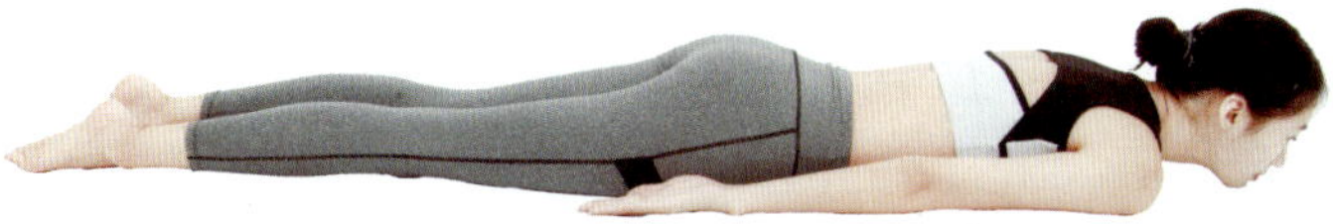

1. 俯卧在垫面上，双腿并拢伸直，双臂自然放于体侧，调整呼吸。

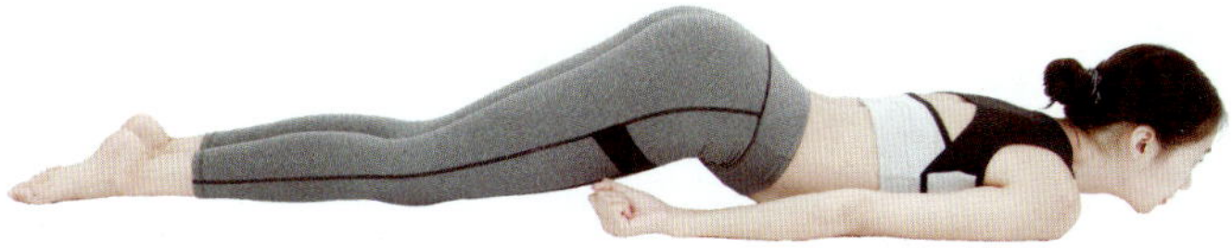

2. 吸气，向上抬高臀部，双手握拳，并将握拳的双手塞到腹部下方。

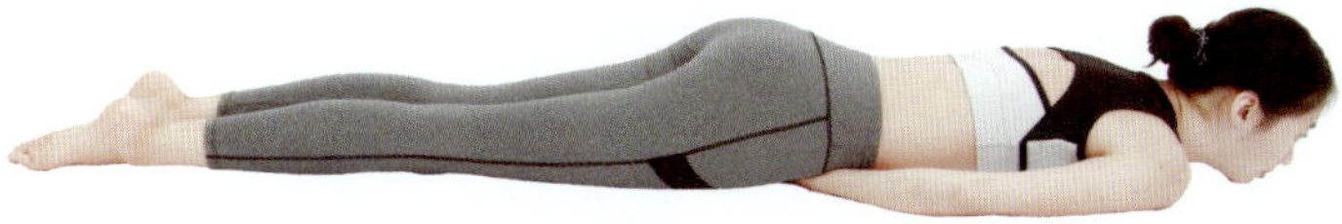

3. 呼气，放下臀部，用腹部压住拳头。

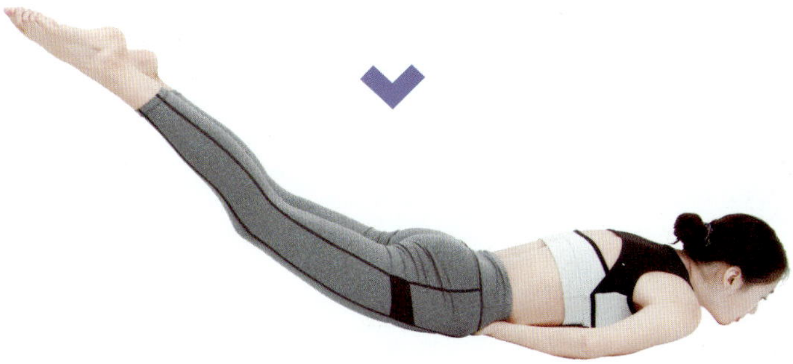

4. 再次深吸气，保持上半身姿势不动，双腿向上抬高至个人极限；保持该姿势20秒。

瑜伽体式 **6.**

全蝗虫式

呼吸方法 喉式呼吸 **练习次数 5次**

这个体式可以调动全身的肌肉，强健腰腹部肌群，锻炼上臂和大腿肌肉。坚持练习，还可缓解失眠、哮喘，并能预调理肠胃功能，帮助毒素排出。

❶ 俯卧在垫子上，双手放在身体两侧，手心向上，下巴点地，双腿尽力向后拉伸，感受身体的伸展。

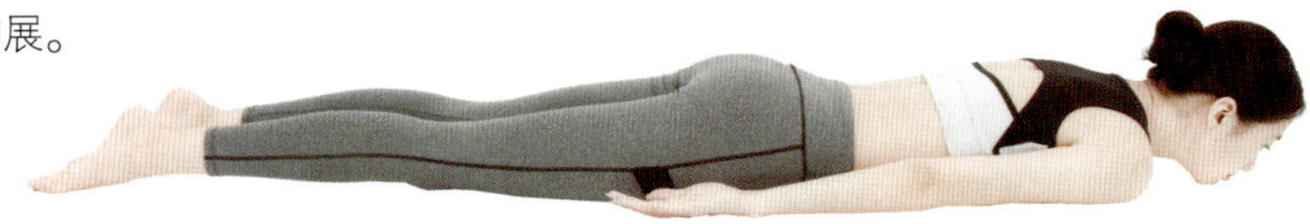

❷ 吸气，利用腰腹部的力量，将头部、肩部、胸部、双臂和双腿同时向上抬起，尽量抬高手臂和双腿，只留腹部着地，让整个身体呈半圆弧形，眼睛看向上方；保持姿势10秒。

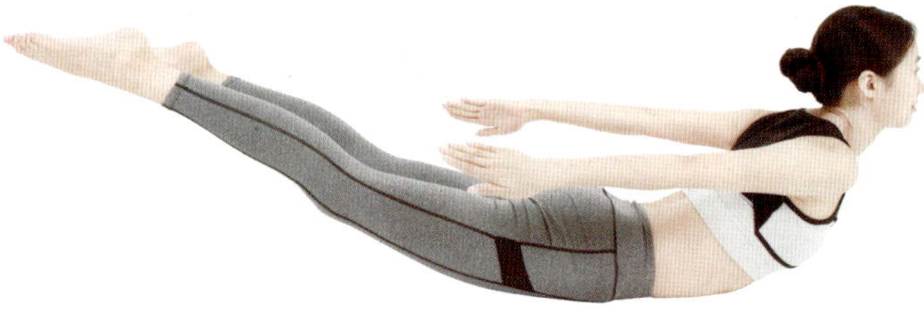

❸ 缓慢放下抬起的身体各部位，换仰卧姿势，双手放在腹部，闭上眼睛，放松全身。

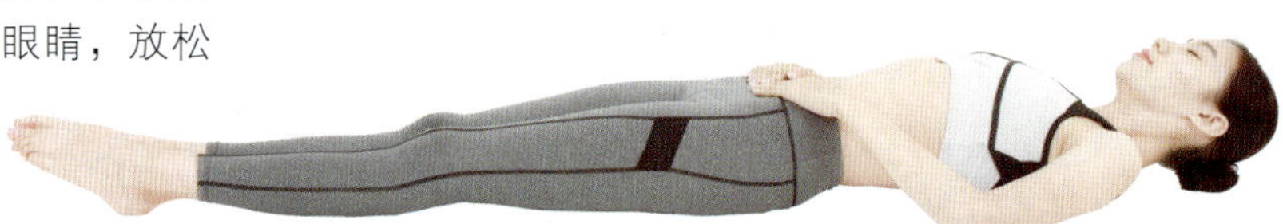

\提示/

>> 第②步中，向上抬起的双臂和双腿都要保持伸直状态。

瑜伽体式 7.

弓式

呼吸方法 喉式呼吸　练习次数 5 次

这个体式能强化大腿力量，收紧大腿肌肉，预防臀部下垂；同时能增强腰腹部与背部肌肉的弹性，加速脂肪燃烧。坚持练习还有助于改善月经不调和生殖器官的疾病。

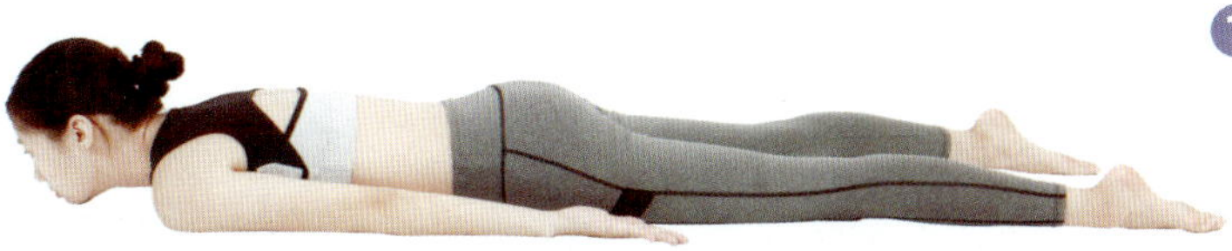

❶ 俯卧，下巴接触地面，双腿稍微打开，双手放在身体两侧，掌心朝上。

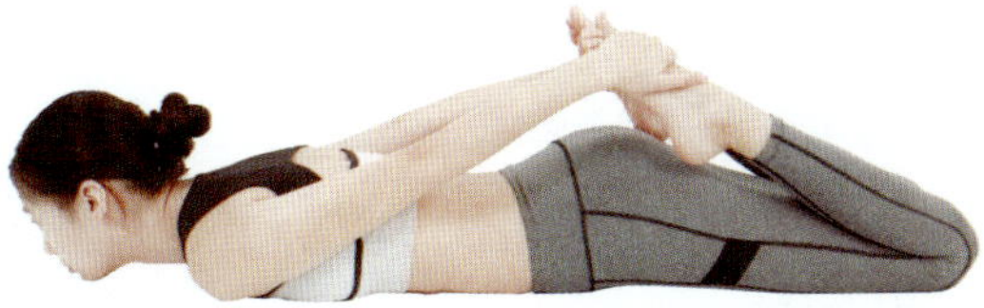

❷ 弯曲双膝，双手从后侧抓住双脚的脚踝。

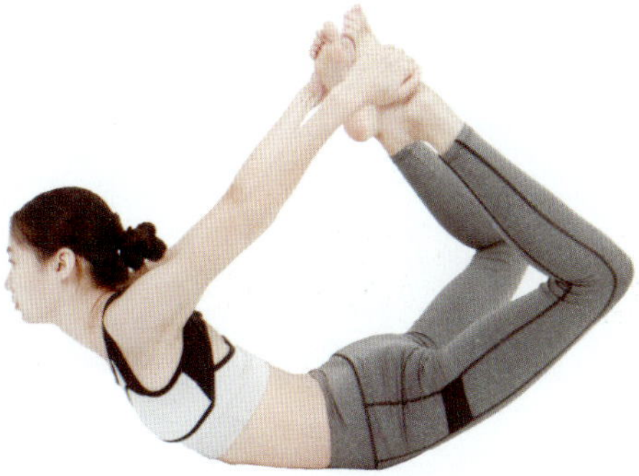

❸ 双腿向后上方用力抬高，胸部、颈部尽量抬高，保持10次呼吸。然后放开双脚，双腿落回地面。

瑜伽体式

8. 榻式

呼吸方法 喉式呼吸 **练习次数 5 次**

这个体式有助于缓解坐骨神经痛和腰痛，提高脚踝、膝盖、腰部的柔韧性，塑造美丽的大腿线条。练习此式还有助消除下肢浮肿，加速排毒。

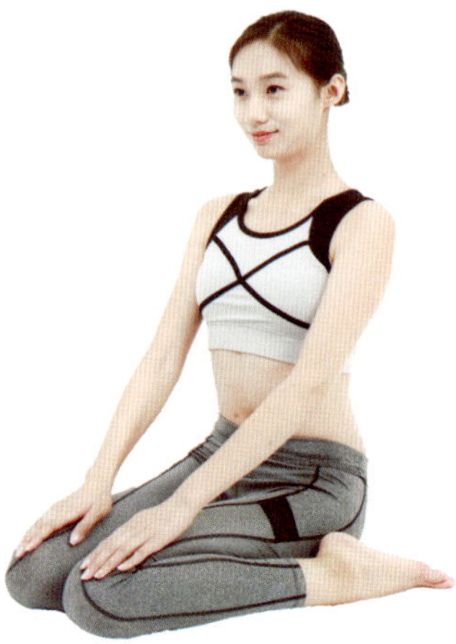

1. 坐立，双脚打开，双膝并拢，臀部坐于双脚之间的垫子上，双手放于膝盖上，眼睛直视前方。

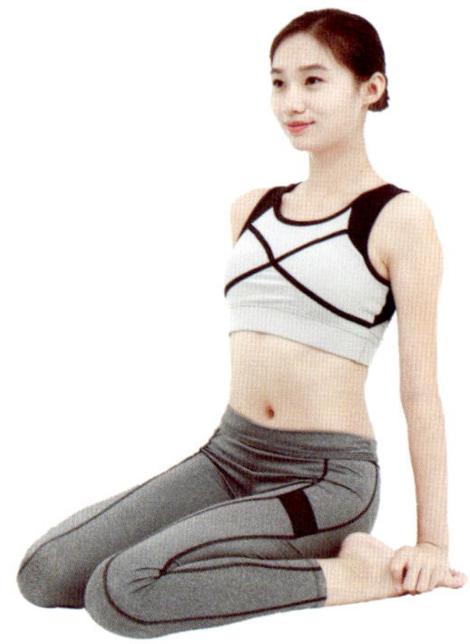

2. 双手移至两脚掌，手心贴着脚掌心；身体慢慢后倾，手肘随之弯曲。

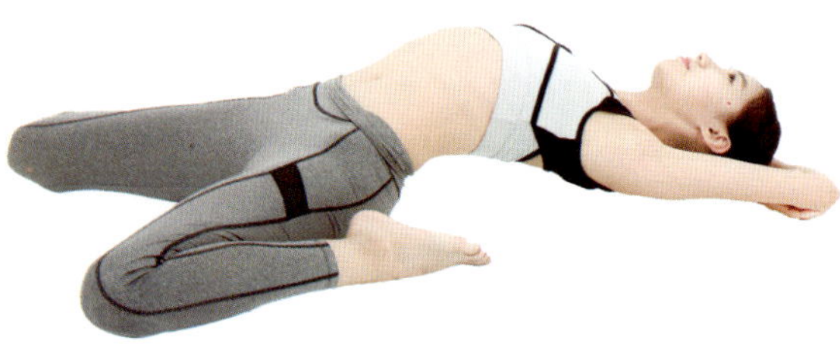

3. 呼气，身体弯曲呈弓形，头顶着地，双手放开脚掌，交叉互握另一只手的手肘，放于头部后方。

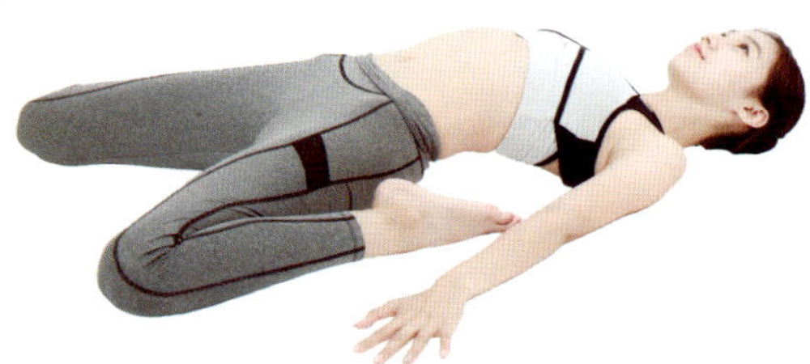

4. 保持平稳呼吸，坚持动作40秒；慢慢放下背部，使上半身完全贴住垫子，双手放回身体两侧，放松全身。

\提示/

>> 对于初学者来说，臀部如果无法完全坐于双脚之间的垫子上，可以在臀部下方垫一块毯子，直至腿部柔韧性变好后再去掉毯子。

瑜伽体式

9.

半龟式

呼吸方法 喉式呼吸　**练习次数** 5次

这个体式可以给大脑供应更多的氧气和血液，使头脑清醒。通过强化髋关节、肩关节和脊柱的力量，可以放松身体的紧张感，缓解腰痛和髋关节疼痛，并能改善消化不良、便秘、胃胀气。

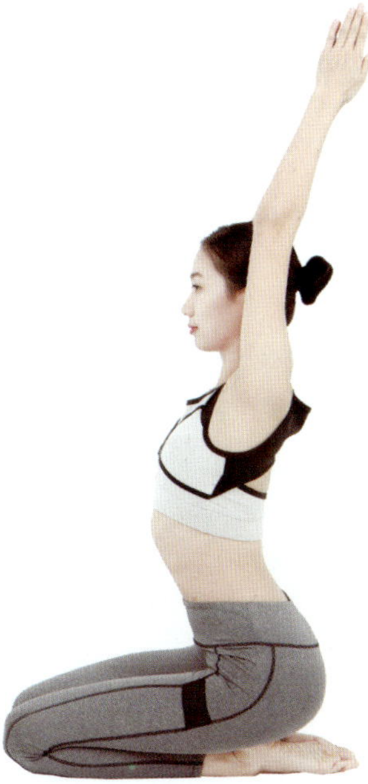

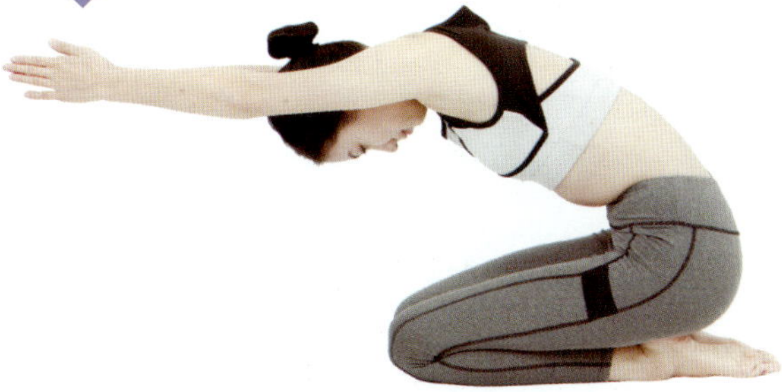

❶ 跪坐在地面上，双臂向上举，双手在头顶正上方合十，伸直脊柱，吸气。

❷ 呼气，头部前倾，手指向前拉伸，上身慢慢前屈，同时收紧腹部。

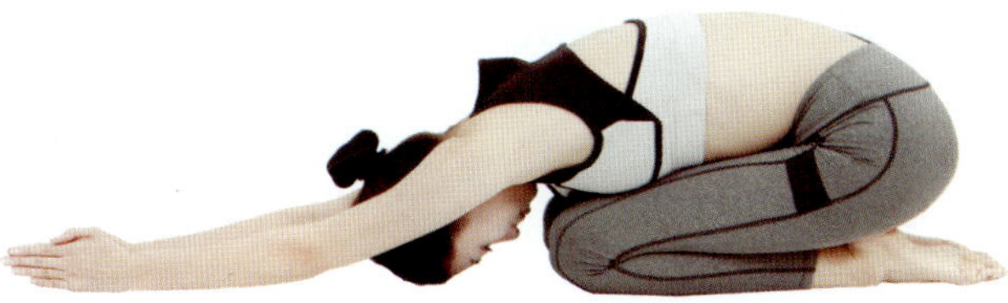

❸ 双手和额头贴于地面，手和胳膊尽量向前伸展，上身呈一条直线，脚后跟和臀部贴在一起。保持5个呼吸。

瑜伽体式 10.

骆驼式

呼吸方法 喉式呼吸　**练习次数** 5次

骆驼式是针对胸大肌的训练，能最大限度地扩展胸部，拉伸胸部肌肉群，刺激胸腺，打通此部位经络；能提高支气管和甲状腺功能，防止淋巴堵塞和有害毒素的囤积。

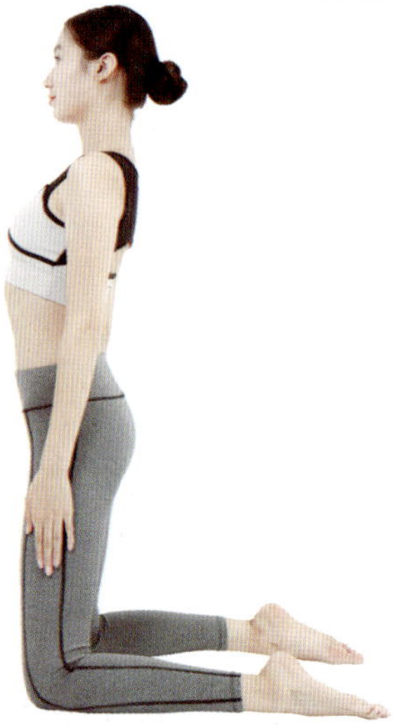

① 跪立，双腿分开与肩同宽，腰背挺直。

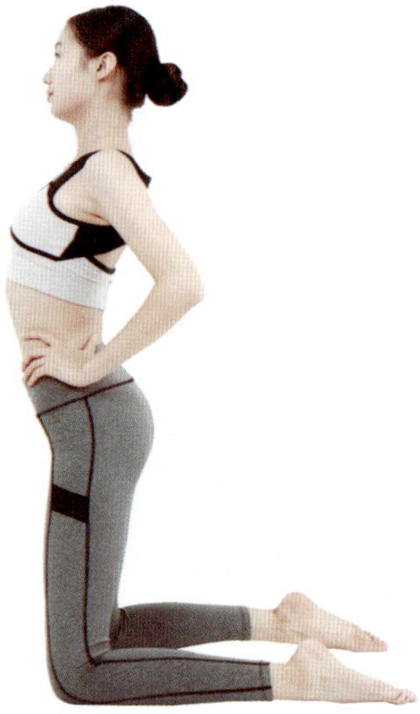

② 屈肘，双手扶于腰后，五指张开，上身保持直立。

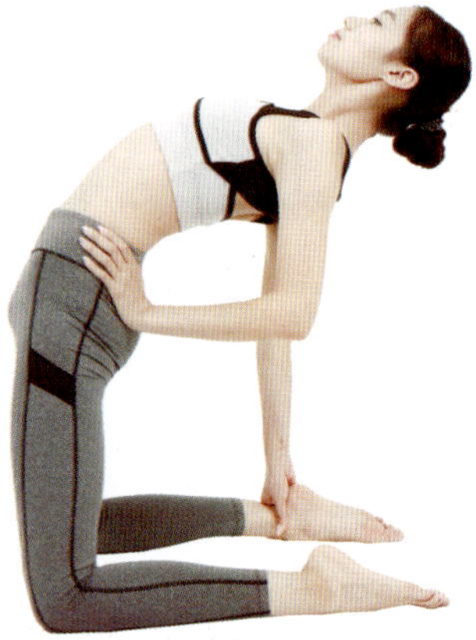

③ 吸气，身体慢慢向后仰，右手握住右脚脚腕。

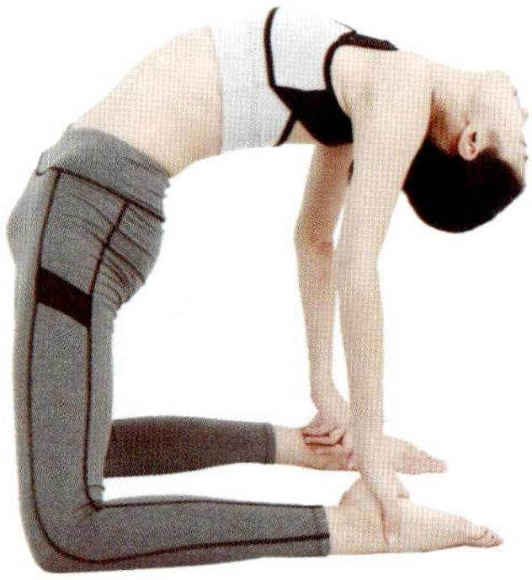

④ 呼气，上身继续向后仰，颈部放松，左手抓住左脚脚腕。髋部、脊柱向前推出，尽量让大腿与地面保持垂直，保持5个呼吸，慢慢还原至起始姿势。

瑜伽体式 **11.**

叩首式

呼吸方法 喉式呼吸　**练习次数** 5次

这个体式可以加速血液逆流回头部，使大脑清醒、思维更加敏捷。练习这个体式还可以改善肤色，紧致颈部及面部肌肤。

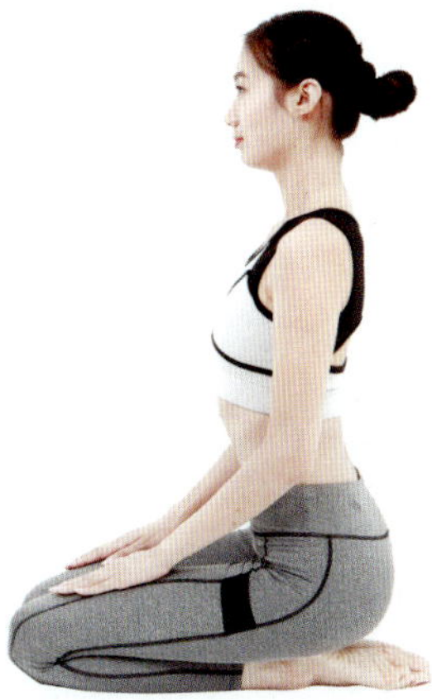

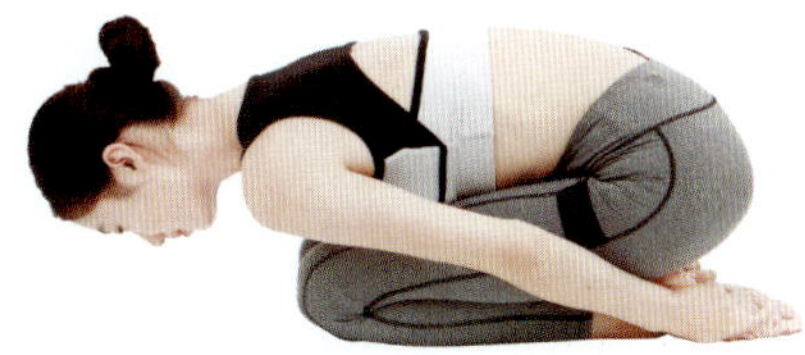

① 采用金刚坐姿坐于垫子上，调整好呼吸，双手放于大腿上。

② 吸气，上身缓缓前倾，直至额头触地，臀部贴住脚跟，双手放于脚后跟处，抱住脚心。

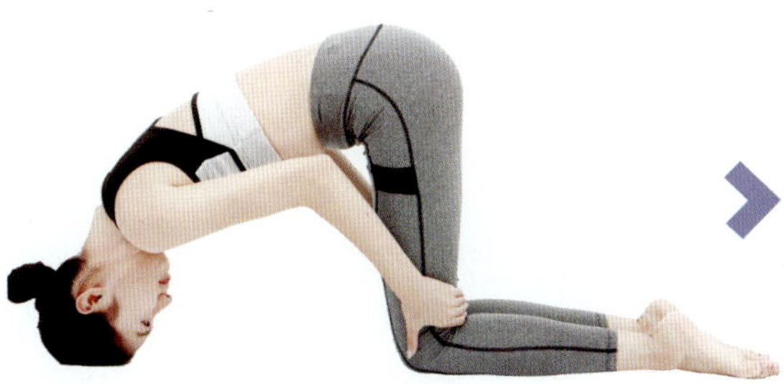

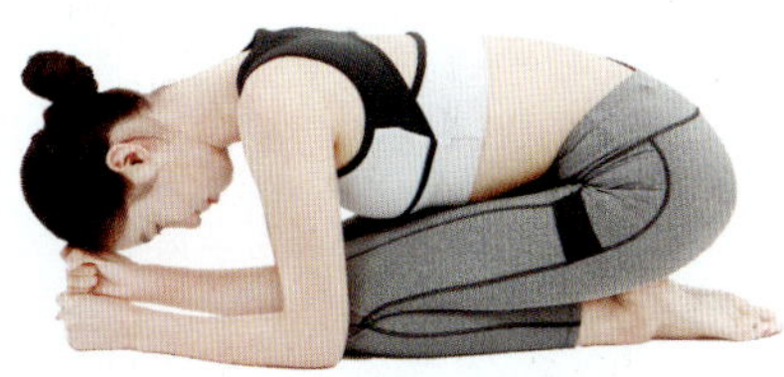

③ 吐气，臀部抬起，背部慢慢向前推，直至大腿与小腿垂直；头顶着地，双手用力抱住膝盖窝。

④ 恢复跪姿，臀部坐回脚跟。双手握拳，交叠放于垫子上，将额头放于拳头上，慢慢放松。

提示

>> 如果练习时出现头晕或胸闷等症状，应缓缓抬头，并调整好呼吸。
>> 患有眼疾、耳疾、高血压的人不可做此动作。

瑜伽体式

12.

单腿背部伸展式

呼吸方法 喉式呼吸 **练习次数 5 次**

这个体式可以强化脚踝、膝盖、髋关节、脊柱的柔韧性，增加血液向内脏的流量，增强免疫系统功能，刺激胸腺，加速排毒；还有助于改善肾脏功能，促进肠胃的消化功能。

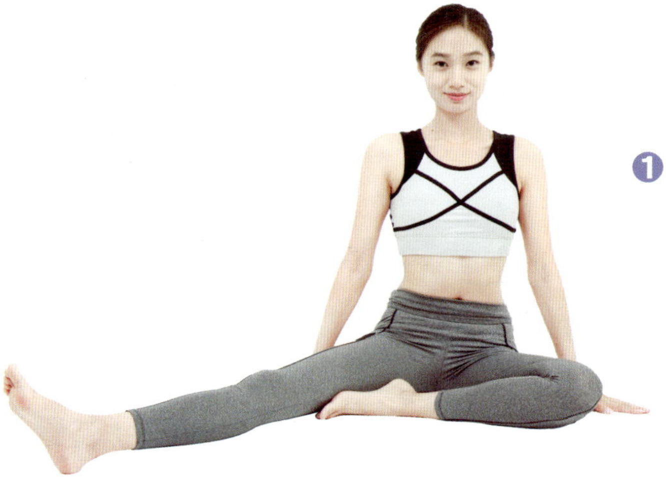

❶ 坐立，双腿向前伸，双手放于身体两侧；左膝弯曲，左脚贴于右大腿内侧，保持左膝盖贴紧地面。

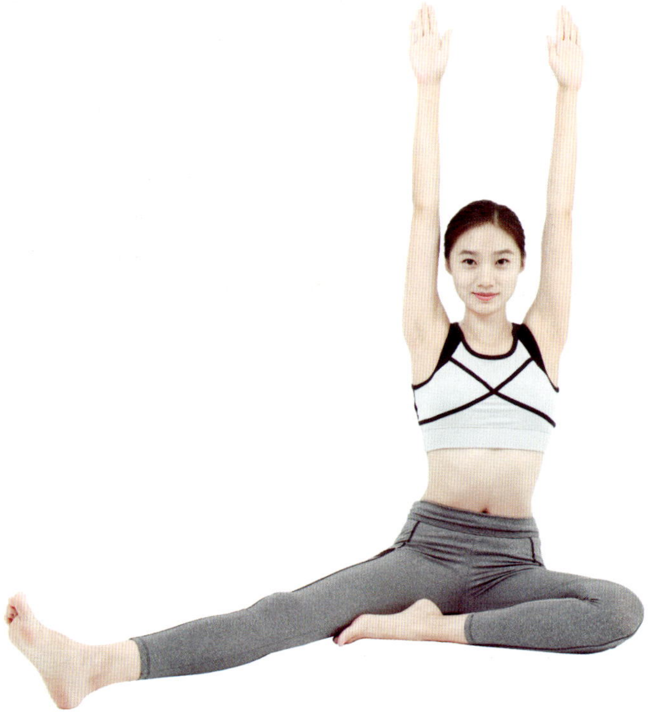

❷ 吸气，双臂向上伸直，头部位于双臂之间。

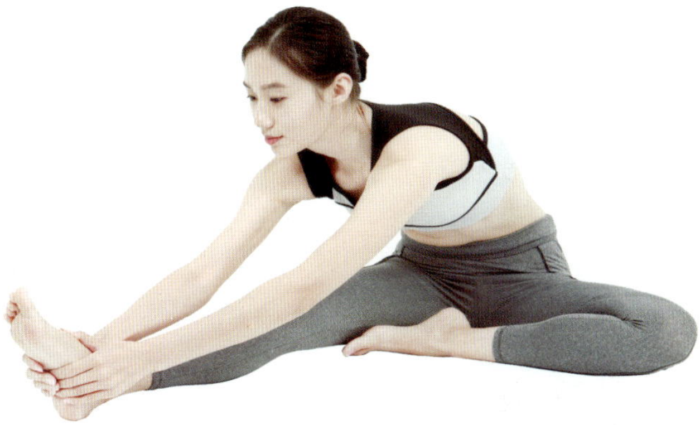

③ 呼气，同时放低双手；吸气，双手抱住右脚，挺胸，慢慢将腹部拉长。

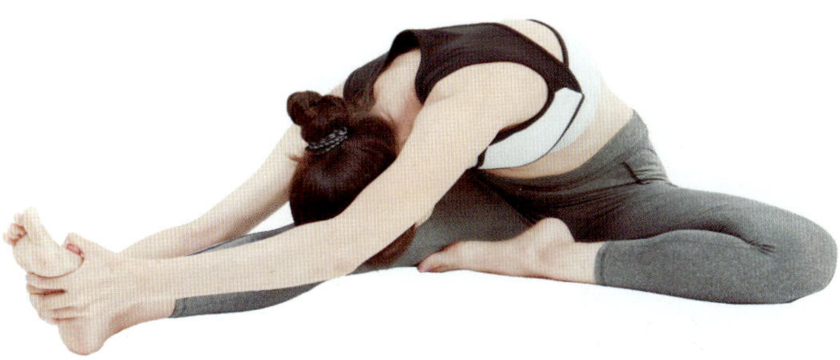

④ 呼气，上身缓缓向下弯曲，双肘向外稍用力，以帮助上身压低，颈部放松，下巴朝膝盖靠拢；身体继续下压，最终额头触碰膝盖，保持此动作10秒。吸气，回到初始动作，以同样的方法反方向练习。

\提示/

>> 初学者如果身体柔韧性不好而无法做步骤③、④，不可过于勉强，以免受伤。

瑜伽体式 **13.**

坐姿脊柱扭转式

呼吸方法 喉式呼吸 **练习次数 5次**

同时旋转整个脊椎的姿势，能加强脊椎与髋关节的力量与柔韧性，预防脊椎疾病与坐骨神经痛；同时可以增强消化吸收功能，帮助毒素排出。

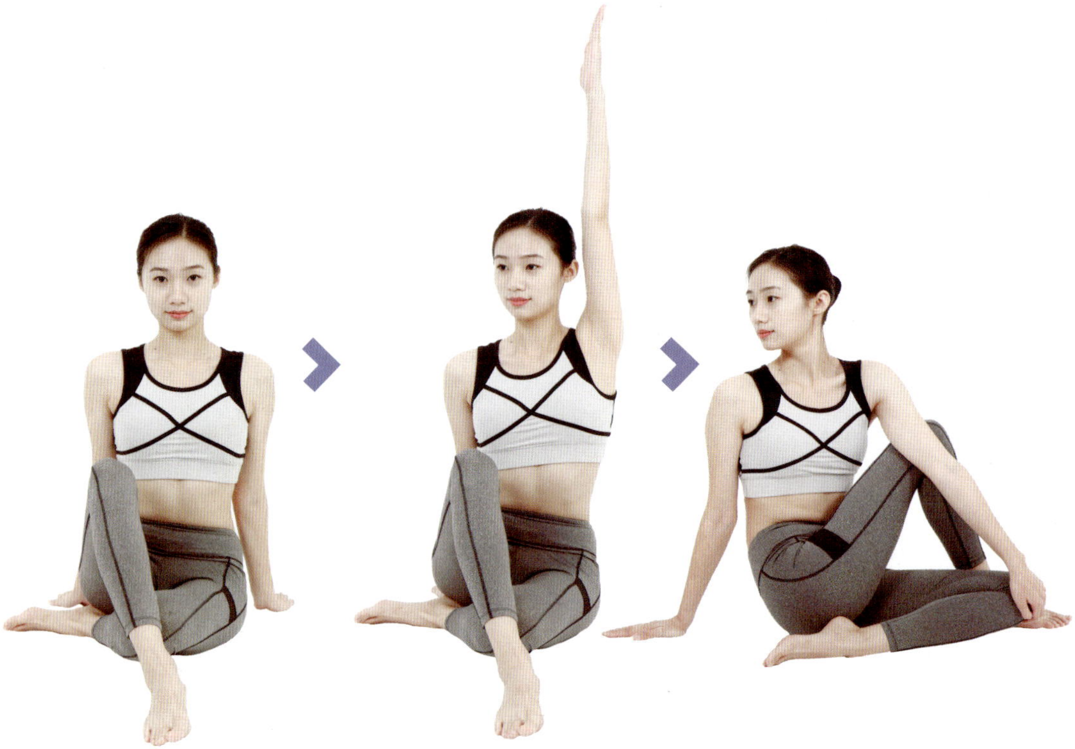

1. 坐立，左腿弯曲，左脚背贴于地面上，右脚放在左腿膝盖外侧。

2. 吸气，左手向上抬起。

3. 左手从右腿外侧抓住左膝盖，右手放在地面上。呼气，上身尽量向后扭转，扩展胸部和肩膀，左胳膊推右腿，腿部不要离开地面，右脚掌贴于地面。保持5个呼吸，换另一侧练习。

瑜伽体式 14.

金刚跪姿调息

呼吸方法 腹式呼吸　练习次数 5次

练习金刚跪姿调息有助于促进全身的血液循环，帮助身体排出有害物质；可以增强肺部功能，清除肺部的毒素与废物，并能缓解呼吸系统疾病，改善高血压与心脏病。

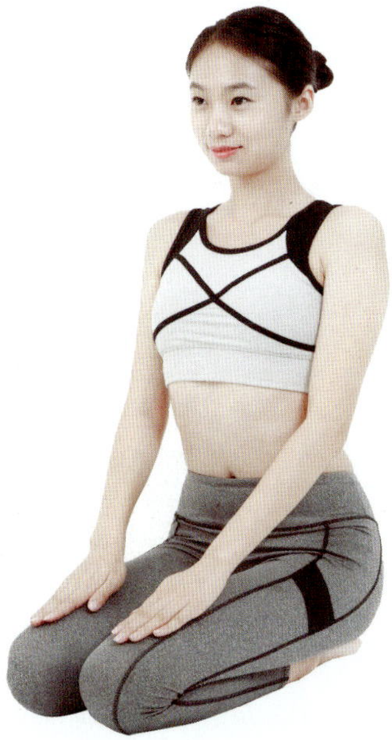

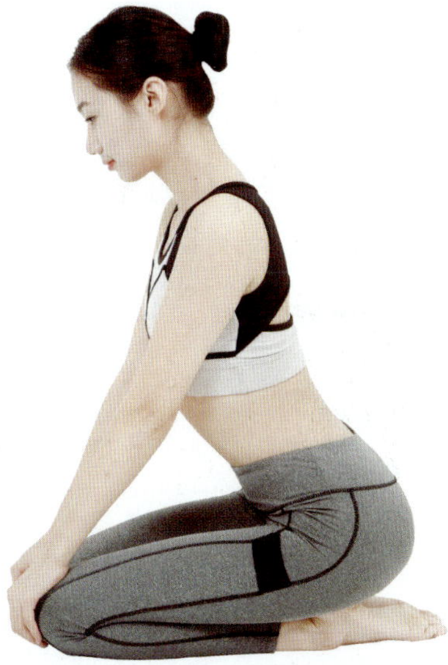

❶ 取金刚坐姿，臀部跪坐在双脚脚后跟上。双手放在大腿上，下巴略收，放松肩膀，脊柱伸直。

❷ 用嘴用力呼气，像吹蜡烛一样，集中注意力在呼气上，吸气是自然产生的。吸气时腹部膨胀、呼气时腹部收紧，1秒内完成吸气和呼气，练习5次左右。

瑜伽练习常见问题

初级练习者常会遇到下面的问题，正确解决这些问题有助于达到练习的预期效果，并避免练习时出现身体不适或受伤。

瑜伽和其他运动有什么区别?

瑜伽是一种身心疗法，而其他运动多以锻炼肌肉为目的。练瑜伽时如果内心浮躁而紧张，就会影响练习效果。只有学会关注内心状态，控制意志力，才能真正理解瑜伽不只是对身体的锻炼，更是一种内心的修炼。

我身体的柔韧性差，很多动作都做不到位，适合练瑜伽吗?

很多人认为只有身体比较柔软的人才适合练瑜伽，其实不然。瑜伽是肌肉力量和肌肉柔软度相结合的练习方式。人体关节有一定运动范围，每个人的柔韧性也有差异。刚开始练习时身体多少都会有些僵硬，完成动作往往很困难。通过练瑜伽可以锻炼到平时很少用到的肌肉，扩大身体可运动的范围，初期做不到位的动作逐渐就会完成。

瑜伽必须每天都练习才有效吗?

初级练习者每天都练瑜伽会比较困难。不只是身体会感觉酸痛，如果强制进行还会增加心理负担。所以刚开始时可以隔一天练习一次，并且选择一些简单的动作，目标也不要定得太高，应该进行阶段性练习，这样才能更好地体会身体的微妙变化，掌握体式与呼吸要领。打好基础对于获得瑜伽练习效果非常重要。随着练习的深入，调整好身心状态后，练习者就会明显感受到瑜伽带给身体、精神的惊喜变化。

瑜伽动作是缓和的，这样对减肥有效果吗?

瑜伽练习是利用重力的运动，消耗的能量少，而且对肌肉的疲劳和伤害性小，在日常生活中就可以进行，不需要强制性练习，所以老人和小孩也可以练习。瑜伽缓慢的动作和呼吸能使练习者同时获得运动和放松的效果，坚持练习可以强化全身的肌肉和关节，消除多余脂肪，美化身体线条，找回身体平衡。缓和的动作可以起到暖身作用，有助于练习者更好地集中意识，放松身心，消除紧张感，进入平和、安宁的状态。

■ 练瑜伽时身体有时会发出一些声音，这属于正常现象吗?

练瑜伽时身体发出声音有多种原因。关节偶尔发出“咔咔”声，只要没有不能缓解的疼痛就没有关系。有时肚子会发出“咕噜”的声响，这是按摩、挤压内脏的结果，属于正常现象。

■ 保持动作时应该如何呼吸?

正确地呼吸对保持动作很重要。一个动作需要长时间保持姿势时应有规律地持续呼吸,并将注意力集中在呼吸上。如果屏气时间太长,会使身心紧张而给大脑造成压力。另外，在锻炼腰腹部时，保持动作应配合自然呼吸，深呼吸容易影响动作的持续，使腰腹部压力过大造成紧张。

■ 练瑜伽时大量出汗是怎么回事?

在常温环境中练瑜伽不会出很多汗。一般姿势难度相对较大，超出了自身能力，身体感觉很紧张时容易出汗。只要坚持练习，熟练掌握了呼吸与体位动作的配合，身体处于很放松的状态，就可以缓解大量出汗的状况。

■ 做动作时感觉头晕，这属于正常现象吗?

初级练习者往往在做动作和收回动作时用力过猛、速度快，从而造成头突然发晕的状况。有些人练习时注意力完全集中在如何完成动作上，忽视了呼吸的配合，做动作时经常屏息，这也会导致缺氧性头晕。练习时放慢动作，缓慢呼吸，就可以避免头晕现象。

■ 练习时感觉手脚有些麻，是不是姿势不对?

这主要是因为身体处于僵硬状态，还没有完全适应瑜伽动作。特别是瑜伽有很多姿势需要屈体、拉伸，还有的坐姿对身体柔韧性要求较高，一旦保持某个姿势时间长了，血流变得不顺畅，就会导致身体发麻，这属于身体的正常反应。经常出现此类问题的初学者，首先要在练习前充分热身，在做动作时不要过度用力拉伸，并且要注意呼吸的配合。如果出现发麻也不要紧张，慢慢收回动作，调整呼吸症状就可以很快缓解。

■ 练习瑜伽多久可以获得效果?

时间因人而异。大多数人在初级练习阶段就能感觉到身体变得柔软许多，睡眠质量有所改善。有的人只练习了几天，身体的一些不适症状就有改善，但是有的人可能需要更长时间才感觉到变化。一般情况下，练习 1 ~ 2 个月为转折点，这时练习体式时造成的身体酸痛感或自身的不适感会得到缓解，身体开始变得灵活、紧实。

中国国际太极·瑜伽大会
China International TaiJi · Yoga Conference

【大会介绍】

中国国际太极·瑜伽大会由中国印度友好协会主办，是得到官方认证许可的国际性“太极·瑜伽”领域大会。

2007年至今，大会（原名称：中国国际瑜伽大会）已经成功举办10届，涵盖中印太极&瑜伽文化交流、世界其他国家太极&瑜伽流派交流、太极&瑜伽产品互动展示、健康慈善公益活动、中国瑜伽体位大赛等系列活动。大会旨在通过多元的健康文化活动推动中国与世界各国，特别是中国与印度的文化交流。

2016年，为了更好地推动中国与世界各国的文化交流，特别是中国太极与印度瑜伽的文化交流，第十届中国国际瑜伽大会正式更名为“中国国际太极·瑜伽大会”。大会主题是“世界因瑜伽而连接，因太极而共存”，这更是契合了当今中国提出的“一带一路”战略，用中国太极思想与印度瑜伽内涵向世界阐述和平共存发展的东方哲学智慧。大会将太极思想与瑜伽文化有机地融合，将涵盖中国与印度几千年文明的璀璨精华带给世界各国人民，这必将为世界人民友好和平发展增添助力。愿太极·瑜伽文化在世界舞台上广为传播！

中国国际太极·瑜伽大会在中国21个省、5个自治区、2个直辖市，以及美国、加拿大、新加坡、印度等国家均设有分会，各地秘书长合计近200人。各分会全年开展活动累计覆盖人数达百万。为了更好地阐释太极文化、科学规范地发展中国瑜伽产业、向世界传播东方的哲学智慧，现中国国际太极·瑜伽大会组委会面向社会各界公开招募，欢迎有实力的组织、机构或个人加入大会平台，共谋发展。

【联系方式】

大会网站：www.yogachina.org

大会官方订阅号　　大会官方服务号

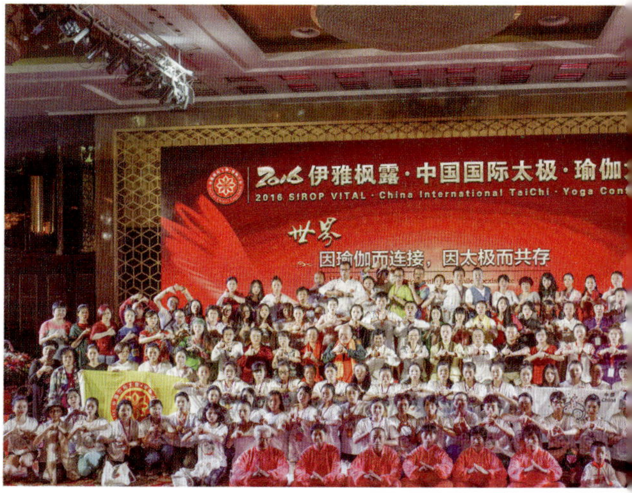

为了让您能够更加直观明了地习练瑜伽，掌握准确的瑜伽动作，我们特别邀请瑜伽大赛中多次荣获瑜伽体位冠军的周杨老师拍摄了演示视频。视频中选取了对减压排毒非常有效的一整套动作，让您有上了一堂瑜伽课的感觉。只要坚持下去，您的身体就会有很大的变化。

您可以用图书附赠的光盘观看，也可以直接扫描二维码观看。

扫一扫，看瑜伽视频

下面是该视频的目录：

目 录